Sarah A. Bond
Nadira T. Pardo

Gestão da alergia a venenos de himenópteros

Sarah A. Bond
Nadira T. Pardo

Gestão da alergia a venenos de himenópteros

Questões de qualidade de vida na era digital

ScienciaScripts

Cover image: www.ingimage.com

This book is a translation from the original published under ISBN 978-620-2-31113-7.

Publisher:
Sciencia Scripts
is a trademark of
Dodo Books Indian Ocean Ltd. and OmniScriptum S.R.L publishing group

120 High Road, East Finchley, London, N2 9ED, United Kingdom
Str. Armeneasca 28/1, office 1, Chisinau MD-2012, Republic of Moldova, Europe
Printed at: see last page
ISBN: 978-620-8-36215-7

AGRADECIMENTOS

Os meus agradecimentos à Dra. Nadira Pardo, a minha presidente, que tem sido uma grande fonte de inspiração, motivação e educação. A sua orientação tem sido inestimável e estou-lhe grato pela sua paciência e bom humor ao longo deste percurso académico. Este projeto de doutoramento é o resultado direto de discussões com ela durante um curso anterior, no qual ela identificou com entusiasmo este tópico como um tema que necessitava de uma investigação mais aprofundada.

A Dr.ª Laura Clevenger e a Dr.ª Nancy R.F. Miller fizeram ambas excelentes recomendações. Agradeço muito o seu contributo e o seu encorajamento constante.

Obrigado à Reitora, Dra. Gia Hamilton, pelas suas observações extremamente úteis e perspicazes.

Dr. Alpa Bajaj, estou-lhe grato pelas suas capacidades de organização, capacidade de resposta e apoio geral.

O Dr. Martin Landau-North tem sido um mentor no verdadeiro sentido da palavra, e estou profundamente grato pela sua generosidade académica e profissional.

O meu querido cãozinho, Simba, entrou na minha vida no início deste projeto e tem sido um companheiro fiel, paciente e alegre ao longo de todo o processo.

Os meus pais, Mark e Debbie, e as minhas irmãs gémeas, Lauren e Jennifer, sempre apoiaram as minhas aspirações e estou grato pelo seu amor e paciência durante este empreendimento académico.

Os meus avós, Edgar, Marian, Phil e Betty, desempenharam um papel fundamental na minha vida. Cada um sabe o que fez por mim, e estou-lhes grato por isso. Edgar, conhecido como "Papa Ed", um imigrante, viu ser-lhe negada a continuação dos estudos devido ao infortúnio da história. Ele teria ficado muito feliz com este marco académico e é à sua memória que dedico o meu trabalho.

ÍNDICE DE CONTEÚDOS

CAPÍTULO 1

SÍNTESE DO ESTUDO

Os insectos que picam são omnipresentes e, para os indivíduos que têm uma alergia ao veneno de Hymenoptera, a presença generalizada destes insectos é incontornável. Há um número crescente de indivíduos, aproximadamente dois a três milhões de membros da população em geral, que são medicamente vulneráveis ao veneno destes insectos (Decker, et al., 2008; Lieberman, et al., 2006; Peng & Hershel, 2004; Reisman, 1994; Sturm, et al., 2014). Para quem sofre de alergia ao veneno de Hymenoptera, a simples ideia de ser picado pode ativar sintomas graves de ansiedade (Golden, 2007). Os cnidofóbicos são definidos como indivíduos que têm um medo específico de picadas de insectos que é desproporcionado em relação ao perigo real representado (American Psychiatric Association [APA], 2013; Tuzun, Kalemci, & Murat, 2015). Estes indivíduos que têm um medo irracional de picadas de insectos sem qualquer indicação médica não fizeram parte desta revisão da literatura.

Cada vez mais, a tecnologia na era digital desempenha um papel mais significativo na gestão psicológica e médica de doenças e condições diagnosticadas. Starcevic e Berle (2014) discutem populações altamente angustiadas e preocupadas com a sua saúde e que recorrem a pesquisas prolíficas na Internet. Estas pesquisas cibernéticas resultam normalmente num aumento, e não numa diminuição, dos estados de reatividade da ansiedade. Os autores definem esta propensão como cibercondria. Para além do tratamento médico, é importante que sejam dadas informações e orientações aos doentes alérgicos aos venenos de himenópteros, para que possam gerir melhor os medos e as ansiedades concomitantes, que permeiam a sua predisposição para a anafilaxia induzida pela picada de insectos himenópteros. Este estudo centra-se em questões de qualidade de vida e no impacto que a era digital tem na gestão da alergia ao veneno de Hymenoptera.

Antecedentes do problema

A existência mundial de himenópteros, incluindo variedades de abelhas, vespas e formigas-de-fogo, é uma razão fundamental para a ocorrência de mortes por mordeduras e picadas (Bond & Pardo, 2016). A maioria dessas mortes ocorre em indivíduos vulneráveis que têm uma hipersensibilidade inerente a diversos venenos. Matron, Timms e Fitzsimons (2016) afirmam que a alergia a venenos de himenópteros é classificada como hipersensibilidade moderada por imunoglobulina E (IgE). Esta hipersensibilidade ao veneno de insectos precipita muito provavelmente a anafilaxia em indivíduos susceptíveis.

Livsey (2017) relata que milhões de vítimas do furacão Harvey estavam em risco devido a grandes colónias flutuantes de formigas-de-fogo *(Solenopsis invicta Buren),* que pertencem à família Hymenoptera. Solley, Vanderwoude e Knight (2002) afirmam que a picada excruciante deste tipo de formiga pode induzir uma anafilaxia em indivíduos vulneráveis e é particularmente frequente em Brisbane, na Austrália. Registaram-se numerosas mortes nos Estados Unidos devido a picadas de formigas vermelhas e, o que é sinistro para as recentes vítimas das inundações no Texas, as formigas libertam doses significativamente maiores de veneno quando inundadas com água (Livsey, 2017).

Para além das questões médicas, os investigadores constatam a existência de questões psicológicas e sociais associadas à anafilaxia e a forma e o âmbito em que estas afectam a qualidade de vida de um doente alérgico a venenos de himenópteros. Nowak, Bazan-Socha, Pulka, Petka e Latra (2015) realizaram um inquérito a indivíduos alérgicos a venenos e concluíram que a sua qualidade de vida é gravemente afetada. Os doentes alérgicos a venenos são confrontados com um conjunto único de preocupações e ansiedades (Bond & Pardo, 2016; Findeis & Craig, 2014; Manassis, 2012; Nowak et al., 2015).

Lieberman (2014) explica que os doentes devem ter acesso imediato a mais do que um auto-injetor de epinefrina (EpiPen) para uso em casa e no escritório ou na escola, salientando o facto de os atrasos na administração de epinefrina terem resultado em fatalidades. Manassis (2012) refere a ansiedade nas crianças predispostas à anafilaxia e observa ainda que a ansiedade que os doentes identificados sentem afecta os pais e os irmãos.

Bond e Pardo (2016) afirmam que existem potenciais questões de vida ou morte em torno da EpiPen. Por exemplo, a presença de fobia de sangue-injeção-ferimento (BII) e o possível efeito negativo que pode ter na adesão. Muitas escolas americanas proíbem o envolvimento do seu pessoal na administração de medicamentos e em procedimentos médicos. As questões da adesão e as consequências da ausência de figuras de ligação de confiança em situações potencialmente ameaçadoras da vida exigem uma investigação mais aprofundada.

A imunoterapia com veneno (VIT) é um dos tratamentos mais eficazes para as pessoas com alergia ao veneno da picada (Golden, 2015; Nowak et al., 2015; Patel & Ledford, 2016). Golden explicou que a sua administração pode prevenir respostas alérgicas ao veneno e pode levar a uma tolerância vitalícia ao veneno da picada após três a cinco anos de inoculação contínua. Esta advertência relativa à inoculação prolongada e, concomitantemente, à possível utilização da EpiPen, se necessário, reforça a necessidade de uma investigação mais aprofundada dos medos e fobias como respostas primárias ou secundárias em indivíduos vulneráveis.

Recomenda-se um protocolo educativo rigoroso para os doentes que tenham tido anafilaxia relacionada com insectos (Nowak et al., 2015; Patel & Ledford, 2016). Como parte do protocolo, Patel e Ledford sugerem que é fundamental compreender a utilização correta da EpiPen. Eles também afirmam que uma estratégia para evitar insetos é ideal, embora nem sempre seja prática. Os investigadores salientam que os doentes devem investigar os seus níveis de ansiedade específicos da doença e ser informados sobre a importância da adesão aos protocolos antes de iniciarem a imunoterapia.

Bond e Pardo (2016) referem com exatidão a importância de muitas das questões que levantam. Estas incluem: (a) adesão aos protocolos, (b) fobia de lesões por injeção de sangue (BII), (c) gestão da ansiedade, e (d) questões de ligação. Manassis

(2012) adverte contra a imposição de restrições impulsivas na vida quotidiana e alerta para os perigos de os pais permitirem comportamentos evitantes em crianças vulneráveis.

A era digital tem muitos aspectos positivos no que respeita à educação do público e à comunicação de uma consciência sobre questões de saúde (Nickson & Cadogen, 2014). No entanto, uma questão emergente é o problema da tecnologia relativamente ao seu impacto associado ao acesso excessivo a informação selectiva por parte de personalidades vulneráveis (Fernandez, Srikant, & Shyamala, 2014; Valliappan, Singh, Barwa, Harish, & Kumar, 2017; Voss, Kugblenu, Salter, Johnson, & Reeves, 2016). Além disso, nem todas as informações na Internet estão corretas. Este facto pode aumentar artificialmente as ansiedades e os medos, bem como criar uma comunidade de doentes parcialmente informada (Starcevic & Berle, 2014).

Declaração do problema

Em contraste com o conjunto de conhecimentos médicos relativos às consequências anafiláticas das picadas de insectos, existe uma escassez de material especificamente concebido para as pessoas com alergia ao veneno de himenópteros no que diz respeito à gestão global dos problemas psicossociais que enfrentam. Dadas as restrições que o medo racional de picadas de insectos pode colocar nas actividades ao ar livre de um indivíduo, seria útil compreender como é que a alergia ao veneno de Hymenoptera afecta a qualidade de vida do indivíduo, que inclui aspectos de ansiedade e apego (Bilo et al., 2016; Bond & Pardo, 2016; Nowak et al., 2015). O rápido aumento das intervenções tecnológicas na era digital e a popularidade dos dispositivos celulares como ferramenta de comunicação bidirecional entre os profissionais de saúde e os doentes deram origem a questões positivas e negativas neste domínio emergente da comunicação no domínio da saúde (Attai et al., 2016; Hall, Cole-Lewis, & Bernhardt, 2015;

Mohammed, Glennerster, & Khan, 2016; Moorhead et al., 2013; Taylor-Rodgers & Batterham, 2014). O sucesso da gestão e da melhoria da qualidade de vida pode depender, em certa medida, da forma como os indivíduos podem aproveitar melhor os activos das tecnologias emergentes na era digital (Gordon & Hornbrook, 2016).

Objetivo do estudo

Existem protocolos adequados para a prevenção e tratamento médico da alergia ao veneno de Hymenoptera (Lieberman, 2014; Matron, Timms, & Fitzsimons, 2016). No entanto, parece haver uma escassez de literatura na investigação da qualidade de vida relacionada com indivíduos alérgicos ao veneno de Hymenoptera (Bond & Pardo, 2016; Confino-Cohen, Melamed, & Goldberg, 2009; Findeis & Craig, 2014;

Nowak et al., 2015). Esta revisão teórica da literatura tem como objetivo compreender melhor as questões psicossociais e a sua gestão em torno da alergia ao veneno de Hymenoptera na era digital. Isto é completado através de um exame das ligações entre a condição médica alérgica e as ramificações para a qualidade de vida de um indivíduo, incluindo questões de apego (Nowak et al., 2015).

Questões de investigação

Este estudo centra-se na análise da literatura com base na qual se pode investigar mais aprofundadamente as questões da qualidade de vida e a sua gestão em torno dos indivíduos alérgicos ao veneno de Hymenoptera na era digital. Estas questões são investigadas no contexto das seguintes questões de investigação:

Primeira questão de investigação. Como é que a qualidade de vida foi afetada pela alergia ao veneno de Hymenoptera?

Segunda questão de investigação. Como é que o acesso à informação na Internet, nos dispositivos móveis e/ou nas redes sociais afecta a gestão das questões relacionadas com a alergia ao veneno de Hymenoptera?

Graças a esta revisão analítica da literatura, pode haver uma maior clareza no que respeita às ligações entre as questões médicas, psicossociais e tecnológicas associadas à alergia ao veneno de himenópteros.

Quadro teórico

Este estudo centra-se em questões de qualidade de vida e no impacto que a era digital tem na gestão da alergia ao veneno de Hymenoptera, visto através da lente da teoria da vinculação. Bowlby e Ainsworth baseiam a teoria da vinculação nos primeiros trabalhos sobre vinculação iniciados por Bowlby e Robertson em 1952 (Bretherton, 1992; Fitton, 2012). A teoria da vinculação preocupa-se com as relações intrínsecas entre as crianças e os seus cuidadores primários (Schimmenti & Bifulco, 2015).

Teoria da vinculação

Este estudo utiliza a estrutura da vinculação para compreender melhor a forma como os indivíduos lidam com emoções difíceis, separação e auto-acalmação, com base no que interiorizaram em criança. As relações de vinculação influenciam significativamente a forma como os indivíduos encaram os estranhos, incluindo os prestadores de cuidados de saúde, que entram nas suas vidas, e a sua propensão para criar ligações *falsas* a objectos, como os EpiPens e os dispositivos móveis na era digital (Landau-North, Johnson, & Dagleish, 2011).

Bucci e colegas (2015) afirmam que os ambientes de prestação de cuidados primários estabelecem as bases para futuras relações e criam a capacidade de os indivíduos gerirem ou gerirem mal os níveis de angústia. O medo de picadas de insectos dá origem a múltiplas questões de vinculação. Estas incluem o estilo de vinculação que os doentes estabeleceram com os seus pais e o seu estilo de vinculação com estranhos (Nowak et al., 2015).

Existem cinco estilos de vinculação predominantes: seguro, desdenhoso, evitante, ambivalente e desorganizado (Fitton, 2012). Bucci e colegas (2015) sustentam que o estilo de apego é um indicador da maneira como um paciente pode procurar usar a ajuda médica oferecida. A investigação indica que o estilo de vinculação dos pais tem influência na gravidade da angústia que uma criança apresenta numa situação de stress. Num estudo realizado por Edelstein e colegas (2004), as reacções das crianças à vacinação são documentadas e a capacidade de resposta dos pais é registada. Os resultados demonstram que as crianças cujos pais têm pontuações elevadas de evitamento da vinculação revelam muito mais angústia durante a inoculação do que os filhos de indivíduos que têm pontuações baixas de evitamento. Para além disso, os pais que se auto-relatam como tendo estilos de vinculação evitantes parecem menos reactivos quando observam os seus filhos profundamente angustiados. Esta observação é exatamente o oposto entre os pais que se classificam como tendo estilos de vinculação menos evitantes. Estas conclusões são relevantes para este estudo no que respeita à administração da EpiPen, que confronta muitos indivíduos e as suas famílias.

Metodologia

A metodologia utilizada neste estudo é uma extensa revisão teórica da literatura, utilizando a técnica hermenêutica. Segundo Machi e McEvoy (2009), este tipo de análise defende um caso sistematicamente argumentado com base numa compreensão aprofundada da literatura atual. Esta compreensão diz respeito a um tópico específico. Este estudo revê, recolhe e analisa a literatura publicada sobre questões de qualidade de vida relevantes para as pessoas com alergia ao veneno de Hymenoptera na era digital. O estudo também examina as seguintes questões relevantes: (a) as questões psicossociais que estes indivíduos e as suas famílias enfrentam, (b) as questões da era digital e (c) as questões que emanam da teoria da vinculação e que se relacionam com a gestão da alergia ao veneno de Hymenoptera em indivíduos.

Importância do estudo

O objetivo deste estudo é compreender melhor os problemas de qualidade de vida que os indivíduos alérgicos a venenos de himenópteros enfrentam na era digital. Nowak e colegas (2015) realizam um inquérito a indivíduos alérgicos a venenos e referem que a sua qualidade de vida foi afetada negativamente. Findeis e Craig (2014) também investigaram as pessoas com alergia a venenos e concluíram que este grupo é afetado por ansiedades únicas. Manassis (2012) refere como a ansiedade de uma criança com tendência anafiláctica se repercute em todo o sistema familiar.

Em termos de contribuição, este trabalho tem o modesto objetivo de trazer uma nova abordagem às múltiplas camadas de questões enfrentadas por todas as partes interessadas, que incluem: médicos, pacientes, famílias e outros membros do ecossistema (Sallis, Owen, & Fisher, 2015). Embora os investigadores refiram a necessidade de protocolos de psicoeducação rigorosos e alargados, as partes interessadas não dispõem de informação suficiente sobre os problemas inerentes às pessoas com alergia ao veneno de himenópteros (Patel & Ledford, 2016). Há uma multiplicidade de questões a tratar, incluindo os comportamentos de evitamento dos indivíduos sancionados pelos pais e/ou adultos, bem como uma melhor compreensão da sua adesão aos protocolos médicos.

Baym (2015) refere que a comunicação mudou significativamente na era digital. Os métodos tradicionais de comunicação, como as chamadas telefónicas fixas e o correio normal, foram ultrapassados, em muitos casos, pelas novas tecnologias.

Esta revolução da comunicação inclui a utilização de mensagens de texto, videoconferências e redes sociais (Haberer et al., 2016; Thakkar et al., 2016). Estas inovações têm implicações significativas para a interação entre o doente e o prestador de cuidados de saúde, bem como para a disponibilidade de informação, tanto exacta como imprecisa, a que os doentes e as suas famílias podem aceder a partir de uma variedade de fontes. Na maioria dos estratos da sociedade, incluindo os que se encontram no escalão socioeconómico mais baixo, parece haver acesso a um ou mais dispositivos digitais, o que pode facilitar a comunicação digital.

Limitações e Delimitações do Estudo

As limitações do estudo são caracterizadas como potenciais fraquezas sobre as quais o investigador não tem controlo. As delimitações definem essencialmente os limites de um projeto de investigação e reflectem as decisões do investigador sobre o que incluir e o que não incluir no estudo (Simon & Goes, 2013). Esta secção descreve as limitações e delimitações deste estudo teórico.

Limitações

Dado que este estudo se baseia numa revisão exaustiva da literatura, o investigador limita-se a examinar a literatura que já foi publicada no domínio público. Uma vez que se trata de um estudo teórico, as conclusões são inferidas a partir de informações extraídas de uma variedade de académicos com diferentes graus de qualificação que abordaram temas académicos, embora com convicção, a partir dos seus próprios preconceitos (Fink, 2014). Apesar de serem revistos por pares, os dados apresentados e as conclusões tiradas pelos investigadores podem ser imperfeitos ou sujeitos a recalibração (Onwuegbuzie, Leech & Collins, 2012). Apesar de uma triagem consciencioso, existe um controlo mínimo sobre eventuais fragilidades inadvertidas nos trabalhos publicados que foram considerados adequados para este estudo.

Os preconceitos e/ou as interpretações do trabalho podem diferir da forma como os outros pretendem que esse trabalho seja percepcionado (Fink, 2014). Este estudo teórico centra-se no conhecimento publicado, o que exclui a investigação atual, não publicada e/ou não divulgada, que pode estar no prelo ou fazer parte de um estudo inacabado. A investigação limita-se aos trabalhos publicados no domínio público.

Delimitações

Este estudo restringe-se aos aspectos psicossociais da alergia ao veneno de Hymenoptera e às questões de qualidade de vida, que emergem da investigação médica e psicossocial. Os cnidofóbicos estão excluídos desta revisão da literatura. São definidos como indivíduos que têm um medo específico de picadas de insectos que é desproporcionado em relação ao perigo real representado (APA, 2013; Tuzun et al., 2015). Estes indivíduos são aqueles que têm um medo irracional de picadas de insectos sem qualquer indicação médica de que estão em perigo de anafilaxia.

A investigação médica, por si só, não faz parte integrante desta análise da literatura. No que diz respeito à era digital, este estudo centra-se apenas no advento da utilização de mensagens de texto, telemóveis, sítios Web, tweets e outras comunicações através das redes sociais, uma vez que são utilizados pelos prestadores de cuidados de saúde e outras partes interessadas como complemento das intervenções profissionais e da educação dos doentes.

Seleção do problema identificado. O problema é selecionado devido à escassez de investigação sobre as questões psicossociais e de qualidade de vida que envolvem a alergia ao veneno de himenópteros (Bond & Pardo, 2016; Craske, Treanor, Conway, Zbozinek & Vervliet, 2014; Lieberman, 2014). As questões psicológicas e comportamentais não recebem os mesmos recursos académicos ou investigações que a condição médica recebe na literatura após revisão. O impacto da era digital ainda não foi suficientemente extrapolado de forma a poder ser utilizado da melhor maneira para beneficiar a população de indivíduos alérgicos ao veneno de Hymenoptera. O método de investigação teórica é utilizado para coligir a investigação e os temas existentes com o objetivo de compreender melhor as questões psicossociais que envolvem a alergia ao veneno de Hymenoptera e a forma de gerir a doença na era digital.

Seleção do quadro teórico. Como mencionado anteriormente, o estudo proposto é visto através da lente da teoria da vinculação. A teoria da vinculação preocupa-se com as relações fundamentais entre as crianças e os seus cuidadores primários (Schimmenti & Bifulco, 2015). Estas interações influenciam a forma como, na idade adulta, os indivíduos lidam com a auto-acalmia e a separação das figuras de vinculação.

Este facto tem implicações para a relação pais-criança-figura de apego para aqueles que enfrentam desafios relacionados com a sua alergia ao veneno de Hymenoptera.

Definições e termos-chave

As definições operacionais e os termos-chave que se seguem são essenciais para clarificar os aspectos deste estudo para o leitor não iniciado. Servem de guia para aqueles que desejem reproduzir o estudo.

Adesão. A medida em que os pacientes cumprem as instruções dadas pelos seus profissionais médicos (Osterberg & Blaschke, 2005).

Agorafobia. Perturbação de ansiedade tradicionalmente associada ao medo de espaços abertos, mas que, na linguagem moderna, pode incluir a relutância em deixar os limites de casa (APA, 2013).

Alergia. Uma sensibilidade detectada, que provoca uma resposta adversa no sistema imunitário (Tanno, et al., 2016).

Anafilaxia. Uma ameaça orgânica que ocorre como uma resposta de múltiplos sistemas no corpo em resposta a um antigénio ao qual o corpo se tornou sensibilizado (Muraro, et al., 2014)

Vinculação. A tendência dos seres humanos e de outras espécies para desenvolverem ligações emocionais fortes com uma figura que lhes presta cuidados e com quem estabelecem uma relação segura (Fonagy, Luyten, & Strathearn, 2011).

Modelo Biopsicossocial. Uma teoria que representa a interface entre componentes biológicas, psicológicas e socioculturais da saúde (Stineman & Streim, 2011).

Teoria do Paradigma Biopsico-ecológico. Um modelo que alarga o modelo biopsicossocial para incluir factores ambientais como uma componente integral da saúde (Stineman & Streim, 2011).

Fobia de sangue-injeção-lesão (BII). Uma fobia específica que engloba o medo de injecções e transfusões (APA, 2013).

Cnidofobia. O medo específico de picadas de um inseto (Tuzun et al., 2015).

Cnidofóbicos. As pessoas que têm um medo específico de picadas de insectos (Tuzun et al., 2015).

Cibercondria. Ansiedade precipitada por repetidas pesquisas sobre saúde na Internet (Starcevic & Berle, 2014).

Cibercondríacos. São os indivíduos que procuram informações relacionadas com a saúde na Internet (Subrahmanyam, 2014).

Era digital. A forma transformadora como os indivíduos comunicam e interagem atualmente, que é mediada pela tecnologia, incluindo: correio eletrónico, mensagens de texto, redes sociais, salas de conversação e mensagens instantâneas (Baym, 2015).

Ecossistema. Nas ciências comportamentais, o ecossistema refere-se ao ambiente social para além do sistema familiar, reflectindo a forma como os membros da família interagem com indivíduos e organizações para além do seu círculo imediato (Sallis et al., 2015).

Epinefrina (adrenalina). Uma hormona segregada pelas glândulas supra-renais e utilizada como medicamento em caso de anafilaxia (Wood, Traub, & Lipinski, 2013).

Auto-injetor de epinefrina (EpiPen). Um dispositivo que injecta uma quantidade medida de adrenalina no músculo. Trata-se de uma intervenção de emergência frequentemente utilizada para alguém que tenha uma reação anafilática (Song, Worm, & Lieberman, 2014).

Terapia de exposição. Uma forma de terapia em que há uma exposição incremental a um determinado objeto ou outro estímulo com o objetivo de dessensibilizar os indivíduos dos seus medos irracionais (Craske et al., 2014).

Falsa ligação. Uma falsa ligação a um objeto inanimado (Landau-North et al., 2011).

Literacia em saúde. Descreve as capacidades do paciente para aceder, compreender e interiorizar a informação sobre saúde (Koh, Brach, Harris, & Parchman, 2013).

Hymenoptera. Uma classificação de insectos de quatro asas, cujas fêmeas são geralmente as injectoras de veneno (Cascale & Burks, 2014).

Modelo Interno de Trabalho. A matriz cognitiva que representa a forma como as crianças se vêem a si próprias em relação aos outros, decorrente das suas experiências de vinculação na primeira infância com os seus cuidadores primários (Bucci et al., 2015).

Hipocondria. Medo de uma condição de saúde apesar da indicação médica profissional de que a condição não está presente (McManus, Muse, Surawy, Hackmann, & Williams, 2015).

Media sociais. Plataformas na Internet que comunicam informações através de diferentes plataformas, que incluem sítios para redes sociais, como o Facebook (Leonardi, Huysman, & Steinfield, 2013).

Fobia específica. Perturbação de ansiedade indicada por um medo irracional ou irrazoável de um estímulo ou circunstância (APA, 2013)

Veneno. Uma secreção tóxica geralmente injectada nas presas dos animais através do mecanismo de uma picada de inseto ou de uma laceração (Reyes-Velasco, et al., 2015).

Alérgicos ao veneno. Pessoas com uma sensibilidade extrema ao veneno que foi detectado, o que provoca uma resposta adversa no sistema imunitário (Tanno et al., 2016).

Imunoterapia com veneno (VIT). A dessensibilização ao veneno através do método de administração incremental de volumes medidos de veneno (Golden, 2015).

Estas definições operacionais e termos-chave incluem linguagens que se encontram na literatura psicológica, sociológica e médica. Continuam a ser fundamentais para uma compreensão global do entrelaçamento de várias disciplinas no âmbito deste projeto de doutoramento e são cruciais para replicar e validar a investigação relacionada.

Organização do estudo

Este projeto de doutoramento é composto por cinco capítulos: Descrição Geral do Estudo (Capítulo Um), Revisão da Literatura (Capítulo Dois), Metodologia (Capítulo Três), Resultados (Capítulo Quatro) e Discussão (Capítulo Cinco).

O Capítulo I fornece ao leitor uma perspetiva global do estudo. Está subdividido em nove subsecções. Estas secções incluem: os antecedentes do estudo, a exposição do problema, o objetivo do estudo, o enquadramento teórico, a metodologia, a importância do estudo, as limitações e delimitações do estudo, as definições e os termos-chave utilizados ao longo do projeto e uma antevisão da organização do projeto global.

O capítulo dois é a revisão da literatura. Centra-se numa vasta gama de investigação que engloba questões médicas e comportamentais relacionadas com a alergia ao veneno de himenópteros. O capítulo aborda questões relacionadas com a qualidade de vida e o impacto dos avanços tecnológicos tanto nos prestadores como nos consumidores de cuidados de saúde. O segundo capítulo inclui uma discussão sobre a invasão da utilização de dispositivos celulares como forma de comunicação bidirecional entre os prestadores de cuidados de saúde e os doentes. É feita uma análise mais aprofundada da teoria da vinculação.

O terceiro capítulo analisa a metodologia do estudo. Explica a utilização da hermenêutica e da análise temática. O capítulo apresenta um processo passo a passo para a reprodução do estudo.

O capítulo quatro é uma agregação dos resultados da investigação. Existem dois quadros que resumem os artigos de investigação essenciais que representam a amplitude e a profundidade da investigação. Os temas identificados são apresentados para cada questão de investigação.

O capítulo cinco analisa as conclusões da investigação e interpreta os resultados do estudo. Estes resultados são comparados com o quadro teórico da vinculação. São abordadas implicações práticas e recomendações para investigação futura.

CAPÍTULO 2

REVISÃO DA LITERATURA

Tal como indicado por grande parte da investigação, a alergia a venenos de himenópteros abrange um domínio em que a medicina, a psicologia, a tecnologia e as questões de qualidade de vida se entrelaçam. Os profissionais médicos exortam regularmente outras profissões a envolverem-se mais nos desafios não médicos que surgem nas pessoas que são alérgicas a venenos (Fischer, et al., 2013). Nwaru e Sheikh (2015) afirmam que a gestão da anafilaxia em adolescentes deve ser abordada no contexto de um quadro multidimensional. Ao fazê-lo, devem ser tidas em consideração as redes sociais do doente e devem ser criados protocolos de saúde que tenham relevância na sua vida quotidiana. É de notar que, embora muitos médicos clamem por esta multidimensionalidade, consideram que os aspectos psicossociais estão para além do seu âmbito de atuação.

Ainda não existe um protocolo unificado para os doentes, que possa abordar questões relacionadas com a qualidade de vida. Fala-se muito, mas é relativamente pouco frequente a atividade sobre os aspectos não médicos dos cuidados (Bilo et al., 2016; Nowak et al., 2015). Este capítulo examina as questões de qualidade de vida relacionadas com a alergia aos venenos de himenópteros; examina o impacto da tecnologia associada à gestão desta doença; e contextualiza a questão do apego nas pessoas com alergia aos venenos de himenópteros.

Questões de qualidade de vida

Ao rever a literatura, é evidente que a maioria das pesquisas publicadas por pares sobre alergias a venenos, apesar de ter um foco médico, incluiu referências a questões de qualidade de vida (Diwakar et al., 2016; Karagol et al., 2015; Rucf'f & Przybilla, 2014). No meio da enxurrada de estatísticas e terminologia médica, as questões associadas à qualidade de vida são acentuadas na literatura. A investigação sugere que os profissionais de serviço social e outros profissionais de saúde devem ser encorajados a concentrar-se nestas questões. No entanto, fala da atenção universal que está a ser dada ao tema da qualidade de vida com estes doentes alérgicos a venenos. Os clínicos de diferentes culturas reforçam a importância de os pacientes levarem uma vida plena (Armisen et al., 2015; Du Toit-Prinsloo, Morris, Meyer, & Saayman, 2016; Sin et al., 2016).

Post (2014) faz referência à qualidade de vida dos doentes da espinal medula. Afirma que a qualidade de vida é um conceito importante, mas que não existe uma única forma de a definir. Conclui que, embora a qualidade de vida deva ter uma definição operacional, nem sempre há clareza quanto ao seu significado exato em diferentes populações de doentes. Esta investigação teórica procura estabelecer que critérios de qualidade de vida são destacados na literatura como relevantes para as pessoas com alergia ao veneno de Hymenoptera.

Intervenções

Bellanti e Settipane (2014) afirmam que as doenças alérgicas acrescentam uma camada adicional de doença e preocupação a uma situação que pode já estar repleta de ansiedade. Consequentemente, pode haver um efeito substancialmente deletério na qualidade de vida de um indivíduo. Esta secção apresenta investigação sobre a forma como o auto-injetor de adrenalina (EpiPen) e a imunoterapia com venenos (VIT) podem ter impacto na qualidade de vida dos pacientes alérgicos a venenos.

Auto-injetor de adrenalina (EpiPen). Findeis e Craig (2014) salientam a relação entre o tratamento de alergias para pessoas alérgicas a insectos que picam e a ansiedade e depressão concomitantes que acompanham esse tratamento. A sua hipótese é que a mera ideia de ter de utilizar uma EpiPen desencadeia e/ou exacerba os níveis de ansiedade dos doentes. Além disso, esta ansiedade pode ser acompanhada de depressão subsequente, uma vez que os doentes ficam limitados nas suas oportunidades de se envolverem plenamente em actividades fora da sua casa física.

Além disso, Findeis e Craig (2014) defendem que a qualidade de vida de um doente é diretamente afetada pelo facto de ter uma história de alergia à picada de abelha. Tanto o medo de ser picado como a possibilidade de ter de se auto-injetar limitam o desejo de um indivíduo de participar em eventos ao ar livre. A questão da agorafobia induzida por fobia específica também precisa de ser explorada (Capps, 2012). Neste caso, a agorafobia tem a sua etiologia na evitação de locais onde se encontram insectos que picam. A utilização ou não utilização da EpiPen continua a ser um tema dominante em todos os aspectos da investigação, em parte porque envolve uma miríade de factores médicos, psicológicos e sociológicos.

Bilo e colegas (2016) identificam um importante problema de qualidade de vida no que respeita à prescrição de uma EpiPen. Indicam que um médico tem de determinar quem, de entre as pessoas que não sofreram uma anafilaxia, deve ser portador de uma EpiPen. Existe aqui um dilema. Se o padrão de prescrição for reduzido no que diz respeito a quem recebe uma EpiPen, isso pode afetar paradoxalmente a qualidade de vida, na medida em que os doentes podem acreditar que o facto de terem a EpiPen confirma que correm um risco elevado de um incidente potencialmente fatal. O resultado não intencional pode incluir uma tendência para uma maior ansiedade, um comportamento do tipo recluso e evitar actividades ao ar livre e/ou a socialização.

Imunoterapia com veneno (VIT). Findeis e Craig (2014) apresentam resultados sobre a forma como a VIT afecta a vida dos doentes. A qualidade de vida é comparada entre aqueles que têm uma alergia à picada de abelha mas não têm epinefrina, aqueles com a mesma alergia que têm epinefrina, e aqueles com uma alergia à picada de abelha que receberam VIT. Os autores concluem que o grupo que recebeu a VIT obteve a pontuação mais baixa nas escalas de ansiedade e depressão em comparação com os outros dois grupos. Concluem que a VIT reduz o risco de anafilaxia e/ou morte dos doentes.

A VIT também melhora significativamente as pontuações de qualidade de vida do paciente, especialmente entre as participantes do sexo feminino (Findeis & Craig, 2014). Não existe qualquer explicação quanto ao papel que o género pode desempenhar no impacto das pontuações de qualidade de vida das participantes do sexo feminino. Pode colocar-se a hipótese de as mulheres se sentirem especialmente aliviadas com os níveis de segurança proporcionados pela VIT, podendo assim permitir-se participar em mais actividades sociais, aumentando subsequentemente o efeito em relação a esta intervenção.

Ludman e Boyle (2015) reiteram que os pacientes alérgicos a insectos sofrem de sofrimento emocional, diminuindo subsequentemente a sua qualidade de vida. Ao investigarem a eficácia e o impacto da VIT na qualidade de vida de indivíduos que sofreram anteriormente anafilaxia, relatam melhorias iguais em indivíduos do sexo masculino e feminino. Este facto indica ainda a importância que a VIT pode ter na qualidade de vida de uma pessoa.

Testes de provocação. Fischer e colegas (2013) referem que os testes de provocação melhoram consideravelmente a qualidade de vida dos indivíduos alérgicos a venenos. Concluem que a implementação de testes de provocação de picada de vespa desempenha um papel significativo nas crenças destes indivíduos sobre a segurança específica da sua doença. Para além de fornecerem uma avaliação exacta da eficácia da imunoterapia com venenos, estes testes ajudam muito os doentes a ultrapassar os medos residuais sobre a sua alergia a venenos de vespa e, por conseguinte, podem melhorar a sua qualidade de vida.

Os testes de provocação com ferrões são administrados de duas formas: (a) um inseto com ferrões é depositado no braço de um indivíduo e há provocação suficiente para o levar a picar o indivíduo, injectando assim veneno no seu sistema; ou (b) uma forma seca e em pó do veneno é reconstituída e subsequentemente injectada no indivíduo. As respostas individuais a um teste de provocação são classificadas numa escala representada por quatro níveis de anafilaxia (Mueller, 1992). Esta escala vai desde a comichão e urticária até à hipotensão, perda de consciência e cianose.

Fischer e colegas (2013) reconhecem que, apesar dos resultados encorajadores dos seus estudos-piloto, há críticas ao conceito de teste de desafio. Apesar das precauções, não existe um preditor cem por cento fiável dos resultados quando se expõe um doente a uma picada ou se injecta veneno num doente. Existe sempre a possibilidade, apesar das "protecções" médicas, de um indivíduo poder ter uma resposta extrema de anafilaxia induzida por iatrogenia com resultados incapacitantes e/ou letais. Acreditam que conhecer o nível de reatividade de um indivíduo ao envenenamento por veneno melhorará a sua qualidade de vida, o que é quantificado pelos seus resultados utilizando o Vespid Quality of Life Questionnaire (VQLQ) (Fischer et al., 2011). No entanto, não estabelecem o grau em que cada um dos níveis graduais de resposta anafiláctica de Mueller (1992) apresenta diferenças ascendentes mensuráveis entre si no que respeita a questões de qualidade de vida.

Ludman e Boyle (2015) concluem que ainda há muita investigação a fazer para compreender melhor o papel dos testes de provocação com ferrão durante a VIT e a forma como as famílias podem ser afectadas por estes procedimentos. Observam que a realização de um teste de provocação com ferrão durante a fase em que a VIT é mantida pode melhorar a qualidade de vida dos indivíduos se o teste de provocação puder ser tolerado. Alfaya e colegas (2017) advertem que o teste de provocação com ferrão não é isento de riscos significativos para os pacientes, um risco que Fischer e colegas (2013) parecem minimizar, se não ignorar. **Educação**

Bilo e colegas (2016) sublinham que a alergia à picada de himenópteros causa mortes na maioria dos países do mundo. Afirmam que, só no Reino Unido, 67% das pessoas que sofrem uma anafilaxia por picada de inseto pela primeira vez são vítimas mortais. Este facto leva-os a insistir na mais ampla divulgação da educação sobre anafilaxia e intervenções preventivas. Sugerem que não existe uma fórmula fiável que possa calibrar com precisão a vulnerabilidade final de um indivíduo à anafilaxia.

Em todas as disciplinas. Bilo e colegas (2016) lamentam o facto de os doentes, os profissionais de saúde e o pessoal escolar continuarem essencialmente ignorantes quanto à administração adequada da EpiPen. Continuam a insistir no facto de os médicos das urgências e os alergologistas especializados deverem ter melhores sistemas de comunicação. Os autores consideram que a qualidade de vida de muitos indivíduos alérgicos melhorará significativamente se todos estes grupos forem mais bem informados sobre esta matéria.

Defendem que é urgente ministrar esta educação a estes grupos em várias disciplinas.

Patel e Ledford (2016) também recomendam um componente educacional rigoroso para os pacientes em risco de anafilaxia relacionada com insectos. Eles enfatizam a importância da compreensão do paciente sobre o uso da EpiPen na autogestão da alergia ao veneno de Hymenoptera. Afirmam que a adesão a protocolos antes de os indivíduos iniciarem a imunoterapia é importante, embora afecte questões de qualidade de vida.

Bond e Pardo (2016) concordam com a importância da educação do paciente no tratamento da alergia ao veneno de Hymenoptera. Os autores mencionam questões de qualidade de vida, questões de apego e fobia de lesões por injeção de sangue (BII) (APA, 2013). Destacam como as questões de qualidade de vida são afectadas pela ansiedade e pela sua subsequente gestão ou má gestão, sublinhando o valor da psicoeducação no tratamento.

Famílias e adolescentes. Mandell, Curtis, Gold e Hardie (2005) estudam as necessidades das unidades familiares que têm de lidar com as consequências potencialmente letais para as crianças alérgicas. Concluem que os assistentes sociais e outros profissionais envolvidos com estas famílias devem conceber estratégias e fornecer psicoeducação que medeiem um ponto intermédio entre a ansiedade protetora e uma ansiedade sufocante. Continuam particularmente preocupados com as questões da qualidade de vida dos adolescentes.

Lamentando a falta de conhecimento geral sobre a utilização da EpiPen, Bilo e colegas (2016) sugerem que a educação do público, especialmente dos adolescentes vulneráveis, deve ser uma prioridade para que a gestão pessoal possa ser aproveitada como uma camada adicional de proteção contra riscos futuros. Mandell e colegas (2005) identificam os adolescentes como tendo menos probabilidades de levar consigo a sua EpiPen. Também parecem ter menos precaução em relação a uma possível anafilaxia, apresentando níveis mais elevados de evitamento e níveis mais baixos de atenção a possíveis ameaças.

Evento relevante. Livsey (2017) relata que milhões de vítimas do furacão Harvey estavam em risco devido a grandes colónias flutuantes de formigas-de-fogo *(Solenopsis invicta Buren),* que pertencem à família Hymenoptera. Solley e colegas (2002) afirmam que a picada deste tipo de formiga pode induzir uma anafilaxia em indivíduos vulneráveis e é particularmente frequente em Brisbane, na Austrália. Livsey (2017) refere que a espécie foi detectada pela primeira vez na Austrália em 2001, mas sabe-se que estas formigas se encontram nos Estados Unidos desde a década de 1930. Houve numerosas mortes nos Estados Unidos devido a picadas de formigas vermelhas e, o que é sinistro para as vítimas das cheias do Texas, estas libertam doses significativamente maiores de veneno quando inundadas. Este fator de risco adicional para as pessoas que lutam durante e após as inundações provocadas pelo furacão Irma ilustra a relevância e a importância da educação e da sensibilização para os perigos das espécies de himenópteros, bem como a importância de as equipas de socorro de emergência serem instruídas sobre as várias questões relacionadas com a alergia ao veneno de himenópteros.

Cultura e interculturalidade. Bousquet e colegas (2017) realizaram um estudo que avaliou a utilização da tecnologia móvel com doentes com rinite alérgica em vários países europeus. Um questionário enviado através de telemóveis permitiu obter informações sobre a incapacidade para o trabalho devido à rinite, que não era possível obter durante os métodos de entrevista tradicionais. Os dados recolhidos através de uma aplicação de diário de alergias para telemóveis produzem novas informações, o que permite aos investigadores fazer perguntas mais específicas aos outros. A amplitude deste estudo realça a natureza transcultural da investigação e a forma como as questões geográficas e os métodos podem ser diferentes. É evidente que na tecnologia móvel existe atualmente um denominador comum entre culturas.

Emprego. Ozaki e colegas (2017) expressam preocupações sobre o impacto da alergia ao veneno de Hymenoptera no ambiente de trabalho. Após o desastre nuclear de Fukushima, em 2011, concluem que uma melhor monitorização e educação dos trabalhadores ajudaria na identificação e prevenção de picadas de insectos em ambientes de desastre. As suas observações foram desencadeadas pelo aumento a longo prazo da frequência hospitalar nos quatro anos que se seguiram à catástrofe nuclear de Fukushima, especialmente no sector dos trabalhadores da descontaminação. Estes trabalhadores estavam expostos a trabalho ao ar livre.

Precauções e estratégias a evitar

Ao enfatizar as técnicas de autogestão e as precauções que devem ser tomadas pelas pessoas alérgicas ao veneno de Hymenoptera, Bilo e colegas (2016) sublinham a importância da autogestão e das precauções estratégicas. Incentivam as pessoas alérgicas ao veneno de Hymenoptera a evitarem estrategicamente o contacto com os animais. As suas recomendações para as pessoas com alergia a Hymenoptera são as seguintes (a) os indivíduos não devem permanecer entre flores abertas ou frutos deitados fora; (b) os indivíduos não devem consumir guloseimas açucaradas; (c) os indivíduos devem evitar antitranspirantes e colónias; (d) os indivíduos nunca devem andar ao ar livre com os pés descalços; e (e) os indivíduos devem verificar sempre os cantos e espaços escuros quando estão a jardinar, onde as vespas se podem esconder ou podem hibernar. Além disso, os indivíduos nunca devem beber de recipientes de lata sem vigilância, nem devem matar insectos aleatoriamente como parte de uma ideia distorcida de que isso poderia ser uma medida preventiva. Embora não seja uma lista exaustiva, estas recomendações são indicativas de como a qualidade de vida está inextricavelmente interligada e é percetivelmente afetada pelas vulnerabilidades dos doentes.

Ansiedades e fobias específicas

Os indivíduos que permanecem ansiosos quanto à possibilidade de socializar livremente, brincar ao ar livre e viajar sem medo de serem picados estão, compreensivelmente, em estados de excitação mais elevados e provavelmente propensos a uma maior ansiedade (Bilo et al., 2016). Existe uma

A literatura mostra uma ligação direta entre as questões de qualidade de vida discutidas acima e a ansiedade. Findeis e Craig (2014) afirmam que os doentes com alergia ao veneno de himenópteros estão extremamente preocupados e ansiosos com a possibilidade de serem picados e com as potenciais consequências da picada. Esta hipervigilância pode ser debilitante e tem o potencial de criar um ciclo de feedback circular. Assim, os doentes não só se encontram num estado de medo primário, como também podem desenvolver um medo secundário que depende da ocorrência do seu medo primário. Este receio em relação à sua saúde pode levá-los a realizar pesquisas na Internet, o que os pode expor a uma angústia adicional associada ao mundo cibernético (Starcevic & Berle, 2014).

Alfaya e colegas (2017) confirmam ainda o impacto da ansiedade associada à alergia ao veneno de Hymenoptera na qualidade de vida de uma pessoa. Isto baseia-se nas suas conclusões do questionário de qualidade de vida validado em espanhol, utilizado em Espanha. As respostas a este questionário indicam que a ansiedade, precipitada pelo medo de ser vítima de uma exposição aleatória a uma picada casual, corroeu seriamente as percepções dos inquiridos sobre a sua qualidade de vida.

Alfaya e colegas (2017) revelam que foi identificada uma nova espécie de Hymenoptera em Espanha. Os autores sugerem que isto coloca um problema, na medida em que, se a espécie ganhar proeminência em Espanha, os médicos e investigadores teriam de criar uma imunoterapia específica com veneno (VIT) para esta nova ameaça. O que os autores não exploram é o facto de os doentes terem acesso ilimitado à World-Wide Web. Assim, a revelação de que existe uma nova estirpe de himenópteros em Espanha pode não só exacerbar a ansiedade dos doentes em Espanha, mas também suscitar preocupações em pessoas alérgicas a venenos em muitos continentes.

Fobia específica. Ollendick, Ost, Ryan, Capriola e Reuterskiold (2017) trataram 251 jovens que tinham fobias específicas com uma sessão terapêutica singular. Afirmam que os jovens diagnosticados como tendo fobias específicas mantêm frequentemente crenças profundamente catastróficas, incluindo os medos relacionados com insectos. Estes pacientes acreditam mais intensamente que o seu medo específico irá de facto concretizar-se, quando comparados com inquiridos que têm ansiedades de tipo ambiental ou situacional.

Um tipo de fobia específica é a cnidofobia. Os cnidofóbicos são definidos como aqueles que têm um medo específico de picadas de insectos desproporcionado em relação ao perigo real que representam (Tuzun et al., 2015). Estes indivíduos têm um medo irracional de picadas de insectos, apesar de não terem antecedentes ou razões para acreditar que teriam uma anafilaxia se fossem picados (Salkovskis, 1991). Os cnidofóbicos diferem daqueles que têm um medo racional de serem picados devido a uma alergia ao veneno de Hymenoptera e são excluídos deste estudo (APA, 2013; Tuzun et al., 2015).

A era digital

A disseminação quase instantânea de material novo na Internet é uma questão a que os clínicos e outros profissionais de saúde não têm dado muita atenção na literatura sobre alergia a venenos de himenópteros. Resultados do motor de busca para veneno

as alergias tendem a acentuar as estatísticas mais sensacionalistas, especialmente as que provêm de sítios não académicos. Mesmo os artigos académicos apresentam títulos alarmantes que parecem, à primeira vista, transmitir informações negativas relativamente às estatísticas e à epidemiologia (Fernandez et al., 2014; Valliappan et al., 2017; Voss et al., 2016). Por conseguinte, a extração de informação sensacionalista baseada na Web está inextricavelmente ligada à provocação de novas vias de ansiedade e à germinação de um ciclo de hipervigilância inerentemente doentio (Starcevic & Berle, 2014).

Cibercondria

Starcevic e Berle (2014) referem que existe uma população de indivíduos angustiados e receosos que se preocupam constantemente com a sua saúde e que efectuam repetidas pesquisas na Internet sobre saúde. Designam esta propensão por cibercondria e afirmam que tais comportamentos são, de facto, estratégias procuradas por doentes que pretendem obter mais garantias. Explicam que estes comportamentos são o resultado de hipocondria e/ou de ansiedade em relação à saúde. Fergus e Spada (2017) observam ainda que a cibercondria se caracteriza, de facto, pela pesquisa persistente na Internet por parte dos doentes de informações relacionadas com a sua saúde. Os resultados dessas pesquisas resultam frequentemente em angústia e confusão adicionais. Alguns indivíduos relatam interferência nas suas actividades relacionadas com o computador e/ou não relacionadas com o computador, que atribuem às pesquisas na Web relacionadas com a saúde que provocam ansiedade (White &

Horvitz, 2009a, 2009b). Os resultados destas pesquisas cibernéticas conduzem frequentemente a um aumento da angústia, da preocupação e a uma tendência crescente para a depressão ao longo do tempo (Bessiere, Pressman, Kiesler, & Kraut, 2010).

Vários estudos começaram a analisar se existe uma relação entre os indivíduos preocupados com a saúde e a pesquisa de informações sobre saúde em linha. Baumgartner e Hartmann (2011) foram pioneiros em dois estudos relacionados. O primeiro foi um inquérito de investigação em linha com 104 participantes holandeses. O estudo encontrou uma forte correlação entre a ansiedade em relação à saúde e o aumento da utilização de pesquisas na Internet associadas a temas de saúde e a colocação de questões relacionadas com a saúde em fóruns em linha. Além disso, o estudo sugere que as pesquisas em linha relacionadas com a saúde para esta população estão associadas a um sentimento de medo, de opressão, de confusão e de frustração. Não existem emoções positivas associadas a estas pesquisas.

O segundo estudo, realizado por Baumgartner e Hartmann (2011), incluiu 120 participantes holandeses. O objetivo da investigação era determinar o impacto potencial que a fiabilidade dos sítios informativos tinha na ansiedade em relação à saúde quando eram realizadas pesquisas relacionadas com a saúde. Os resultados indicam que a ansiedade aumenta mais em indivíduos ansiosos em relação à saúde do que em indivíduos não ansiosos em relação à saúde apenas quando as informações relacionadas com a saúde são obtidas em sítios Web fiáveis.

Os resultados de um estudo conduzido por Musea, McManusa, Leunga, Meghrebliana e Williams (2012) fornecem mais informações sobre a relação entre a ansiedade em relação à saúde e as pesquisas na Internet relacionadas com a saúde. Neste estudo, foi aplicado aos participantes o inventário curto de ansiedade em relação à saúde (SHAI) para determinar o seu nível de ansiedade em relação à saúde. Dos 219 participantes, 55 foram classificados como tendo ansiedade elevada e 53 participantes foram classificados como tendo ansiedade baixa. O estudo indica que os participantes com elevada ansiedade em relação à saúde pesquisam na Internet com mais frequência e durante mais tempo do que os participantes com baixa ansiedade em relação à saúde.

Te Poel, Baumgartner, Hartmann e Tanis (2016) iniciaram um estudo longitudinal relacionado com indivíduos ansiosos com a saúde e com a pesquisa de informações de saúde em linha. Este estudo incluiu uma amostra de 5322 participantes, com idades compreendidas entre os 16 e os 93 anos. Foi pedido aos participantes que classificassem a sua frequência de utilização da Internet numa escala que variava entre 0 e 21 (21 representado > 20), para pesquisar e publicar informações médicas ou de saúde nos últimos dois meses. Os resultados indicam que os pacientes com ansiedade em relação à saúde consultam a Internet com mais frequência para obter informações médicas e de saúde, em comparação com os pacientes sem níveis elevados de ansiedade em relação à saúde. No entanto, a sua utilização da Internet não aumenta ao longo do tempo. Este facto sugere que as pesquisas relacionadas com a saúde podem manter a ansiedade que já existe. Numa subamostra de participantes com níveis normais a mínimos de ansiedade em relação à saúde, os resultados preliminares sugerem um potencial aumento da ansiedade em relação à saúde associado a pesquisas em linha a longo prazo relacionadas com informações sobre saúde. A investigação não fornece mais informações sobre a quantidade de tempo de pesquisa ou se as pessoas com ansiedade em relação à saúde têm comportamentos de pesquisa únicos.

Percepções e motivações dos cibercondríacos. McManus Leung, Muse e Williams (2014) estudaram as experiências de oito participantes que utilizaram a Web como instrumento de informação sobre os seus problemas de saúde. Concluem que as respostas dos participantes indicam que a sua cibercondria girava em torno de diferentes percepções. As percepções atribuídas são as seguintes (a) podiam encontrar soluções para os seus problemas de saúde em linha; (b) de alguma forma, tinham sido proactivos e tinham um bom sentimento por terem feito alguma coisa; (c) podiam desenvolver uma estratégia de cuidados de saúde ainda não descoberta; (d) sentiam alívio por terem lido ou conversado com outras pessoas sobre experiências partilhadas.

McManus e colegas (2014) sugerem razões adicionais para que estes inquiridos agravem as suas ansiedades de saúde ao continuarem a pesquisar repetidamente na Internet. Os resultados indicam que o acesso fácil à Internet é outro fator de motivação que leva os inquiridos a utilizar este meio para melhorar a sua ansiedade em relação à saúde. Também parece que a sua motivação para procurar informações de saúde em linha é, por vezes, iniciada por uma opinião decididamente má sobre o pessoal médico envolvido nos seus cuidados. No entanto, os inquiridos não indicaram que estas pesquisas na Internet substituíam futuras consultas com os seus médicos. Também não refutaram o facto de que, muitas vezes, a informação contida na World Wide Web pode ser falsa, enganadora ou impertinente para o seu estado de saúde.

Percepções dos profissionais. Kim e Kim (2009) estudaram as percepções dos médicos coreanos sobre o possível impacto do acesso dos doentes a informações de saúde em linha. Os resultados indicam opiniões mistas. Embora reconhecessem que aprender mais sobre o seu estado de saúde poderia ser bom para os indivíduos, também sentiram que isso aumentava ansiedades desnecessárias em vez de as melhorar. Consideraram também que havia uma perda de tempo desnecessária durante as consultas devido a discussões relacionadas com as suas pesquisas em linha, o que quebrava a eficiência planeada do encontro.

McElroy e Shevlin (2014) desenvolveram a Escala de Gravidade da Cibercondria (CSS). Consideram que há necessidade de um instrumento fiável que possa calibrar esta condição, para que possam ser dados tratamentos eficazes às pessoas com cibercondria. Os autores defendem que, se esta condição não for devidamente examinada e gerida, pode aumentar a ansiedade, as preocupações e os receios em relação à saúde. Os autores acrescentam ainda que estes factores contribuem significativamente para os custos globais dos cuidados de saúde.

Para além de provocar ansiedade adicional, a investigação indica que a cibercondria também pode interferir com os doentes que procuram tratamento adequado (Lutwak, 2017). Anandkumar (2015) fala de um homem de 31 anos que relatou dor crónica no cotovelo. Depois de diagnosticar não oficialmente a sua própria doença no YouTube, este indivíduo tratou erradamente a sua doença. Concluiu-se que os seus erros, a automedicação incorrecta e a dor crónica subsequente foram atribuídos à sua cibercondria.

Anandkumar (2015) alerta para o facto de a Internet facilitar facilmente os autodiagnósticos incorrectos e a aplicação de autotratamentos contraproducentes e até perigosos. O autor alerta ainda para o facto de as ansiedades dos cibercondríacos aumentarem e de alguns indivíduos evitarem profissionais médicos licenciados, o que interfere com a prestação de cuidados adequados. As pesquisas na Internet relacionadas com a saúde podem também interferir com a relação médico-doente (Keller, Padala, & Petty, 2008). Este facto pode criar uma divisão entre os profissionais e o público. Por exemplo, pode frustrar o médico que pode ter um conhecimento mais profundo das questões médicas para além da manchete cibernética que chamou a atenção do consumidor. Por outro lado, também pode abrir uma discussão mutuamente benéfica entre o médico e o doente. A ressalva em relação às pesquisas na Internet pelos doentes é que existe um perigo inerente de um autodiagnóstico erróneo, porque os consumidores nem sempre verificam a fiabilidade das suas fontes (McElroy & Shevlin, 2014).

População em geral

Beck e colegas (2014) reforçam que a informação sobre saúde obtida na Internet nem sempre é válida nem totalmente fiável. No entanto, Lutwak (2017) observa que estudos indicam que as pessoas com pouca ansiedade em relação à saúde relatam uma sensação de alívio depois de pesquisarem os seus sintomas. Beck e colegas atestam que muitas pessoas mais jovens confiam e utilizam a Web, vendo-a como uma cornucópia de conselhos úteis. Por conseguinte, em vez de criticar apenas as suas limitações, estes autores sugerem que os sítios na Internet devem ser actualizados, validados e utilizados para promover ativamente os cuidados de saúde e o bem-estar pessoal.

Recorrendo a um inquérito governamental francês, Beck e colegas (2014) utilizaram um subconjunto de 1052 jovens adultos com idades compreendidas entre os 15 e os 30 anos para avaliar a relação entre a demografia e o estatuto socioeconómico, bem como uma miríade de factos relacionados com a saúde que emanam da utilização da Internet relacionada com a saúde. Em 2010, os investigadores concluíram que pouco mais de 48% dos utilizadores da Internet com idades compreendidas entre os 15 e os 30 anos recorriam à World Wide

Web para questões de saúde. Os restantes inquiridos afirmaram que preferiam consultar um médico, tinham fontes de informação alternativas e/ou não acreditavam na exatidão das informações baseadas na Web.

No entanto, os resultados de um estudo relatado por Beck e colegas (2014) indicam ainda que cerca de 80% dos consumidores mais jovens de informações de saúde na Internet consideraram os dados em linha válidos. Numa subamostra de mulheres, o estudo indica que as que tinham filhos eram mais propensas a procurar aconselhamento de saúde em linha, tal como as que estavam emocionalmente perturbadas. Os investigadores concluem que, de um modo geral, a Internet é vista como um meio positivo não só para ajudar os adultos mais jovens, mas também como um mecanismo para divulgar materiais de prevenção e informações gerais relacionadas com a saúde para outros. Sugerem que as agências governamentais deveriam investir mais recursos em sítios da Internet relacionados com a saúde específicos para este grupo etário e, ao fazê-lo, deveriam elevar o nível e a validade dos conteúdos dos sítios.

Rennis, McNamara, Seidel e Shneyderman (2015) realizaram um estudo que envolveu estudantes de faculdades comunitárias americanas e a forma como o acesso à informação na Internet afectava a sua saúde. As conclusões do estudo sugerem que o acesso a informações médicas em linha não garante melhorias na saúde. Os resultados indicam que os grupos com baixos rendimentos dependem mais da World Wide Web para obter informações, mas por vezes não possuem as competências necessárias para aplicar as informações de forma útil.

Rennis e colegas (2015) descobriram que a Internet é a fonte de informação preferida quando os estudantes precisam de material relacionado com a saúde. Os estudantes eram particularmente activos em sítios que forneciam dados sobre remédios alternativos, aptidão física e a maioria dos aspectos da nutrição. Os investigadores concluem que a Internet aumenta a sensibilização para a saúde e a literacia médica entre uma população universitária de uma comunidade urbana. No entanto, existe um défice de instrução sobre a melhor forma de avaliar a informação baseada na Internet. Os autores recomendam que sejam dadas oportunidades aos indivíduos para adquirirem este tipo de competências.

Implicações para as pessoas diagnosticadas com alergia ao veneno de himenópteros

Os doentes com alergia ao veneno de Hymenoptera e os profissionais de saúde não ficarão isentos desta marcha aparentemente irreversível do progresso na era digital (Attai et al., 2016; Lugo-Fagundo, Johnson, Thomas, Johnson & Fishman, 2016; Starcevik & Berle, 2014). Em toda a literatura médica, psicológica e sociológica, existe um consenso profissional quanto à importância de os profissionais de saúde darem maior ênfase à educação dos doentes sobre a alergia aos venenos de himenópteros e as doenças com ela relacionadas (Beck et al., 2014; Bilo et al., 2016;

Fischer et al., 2013; Mandell et al., 2005; Nwaru & Sheikh, 2015; Patel & Ledford, 2016; Rennis et al., 2015). Na sociedade contemporânea, é agora mais provável que as instituições e os indivíduos utilizem múltiplos meios de comunicação para comunicar informações aos doentes e às suas famílias.

Internet. Lugo-Fagundo, Johnson, Thomas, Johnson e Fishman, (2016) articulam algumas das vantagens distintas no que diz respeito às instituições, aos cuidados de saúde e ao envolvimento dos doentes em relação à World Wide Web. Attai e colegas (2016), pelo contrário, continuam preocupados com a capacidade dos doentes para discriminar com êxito entre informação válida e inválida. Os parágrafos seguintes discutem os benefícios e as preocupações da utilização da Internet para comunicar informações relacionadas com a saúde, que subsequentemente suscitam acções e respostas por parte dos doentes.

Benefícios relacionados com a Internet. Lugo-Fagundo e colegas (2016) afirmam que as redes sociais, como o Facebook e o Reddit, são locais úteis para educar o público e criar uma maior consciencialização sobre questões de saúde. Intimando que estes sítios de redes sociais são agora comuns na vida de muitos, os autores sugerem que alguns médicos são educados através destes meios. Por exemplo, o Free Open Access Medical education (FOAM) utiliza vários tipos de meios de comunicação para fornecer informações credíveis sobre saúde e ferramentas educativas (Nickson & Cadogan, 2014). Este movimento em direção à informação baseada na Web é, sem dúvida, um prenúncio do rumo que a psicoeducação está a tomar.

Koh e colegas (2013) adoptam a posição de que a única forma de elevar os padrões dos cuidados de saúde e os seus resultados consiste em envolver melhor os indivíduos em actividades que assentem na autogestão e em estratégias preventivas. Utilizam o termo *literacia em saúde* para descrever as capacidades do doente para aceder, compreender e interiorizar os conhecimentos em matéria de saúde. O seu modelo prevê que os doentes acedam a uma variedade de recursos através de sistemas de informação médica.

Armstrong, Idriss e Kim (2011) comparam informações de vídeos e panfletos online no que diz respeito à compreensão do paciente e ao cumprimento da utilização de protetor solar como agente protetor. O ensaio aleatório controlado contou com 94 participantes. Os resultados demonstram que a informação online baseada em vídeo é um meio educacional melhor do que a entrega de informação do tipo panfleto.

Attai e colegas (2016) reconhecem que existe uma infinidade de recursos em linha para as sobreviventes de cancro da mama; no entanto, há uma escassez de informações que comprovem a eficácia dos recursos baseados na Web destinados às sobreviventes de cancro da mama. Os investigadores referem que muitas sobreviventes de cancro da mama se ausentam frequentemente de reuniões de grupo úteis. Os investigadores relatam um estudo que tinha como objetivo determinar se o Twitter era uma via eficaz para a educação e o apoio a esta população. O estudo contou com 206 participantes que aderiram a um grupo de Twitter sobre cancro da mama. O objetivo do grupo era oferecer apoio e educação às sobreviventes de cancro. Os resultados do estudo indicam que os conhecimentos das doentes com cancro da mama sobre a sua saúde aumentaram e a sua ansiedade geral diminuiu depois de terem participado no grupo do Twitter. As pessoas que não manifestaram qualquer ansiedade antes de se juntarem ao grupo do Twitter referiram que não tinham sido afectadas de forma alguma pela sua participação no grupo do Twitter.

Attai e colegas (2016) confirmam que os meios de comunicação em linha estão a alterar a forma como os doentes com cancro obtêm informações sobre saúde. Para além dos sítios Web, referem a existência de bloguistas, grupos de discussão comunitários e a interação com médicos e pessoal de saúde em linha. Embora enalteçam os aspectos positivos da prestação de informações validadas, os autores alertam para o facto de os meios de comunicação em linha terem um lado negativo.

Preocupações relacionadas com a Internet. Embora o acesso a especialistas através de grupos online e a psicoeducação online possam ser considerados oportunidades positivas associadas ao ambiente online, existem alguns desafios (Moorhead et al., 2013; Taylor-Rodgers & Batterham, 2014). Attai e colegas (2016) alertam para o facto de os doentes e as suas famílias terem de decidir sobre a veracidade das fontes e das afirmações feitas por outros. Os doentes correm o risco de serem mal orientados por recursos inválidos (Moorhead et al.; Starcevik & Berle, 2014). A acessibilidade a informação credível, a segurança dos sítios da Internet e a confidencialidade das comunicações quando se utiliza a modalidade em linha continuam a ser áreas de preocupação (Moorhead et al.).

Apesar de uma sociedade resplandecente de computadores portáteis e telemóveis, a realidade é que nem todos têm igual acesso à Internet. Uma investigação realizada por Gordon e Hornbrook (2016) indicou que menos de 40% dos adultos mais velhos, e ainda menos entre os afro-americanos e os latinos com mais de 64 anos, tinham as competências necessárias para utilizar a

Internet. Dobransky e Hargittai (2016) concluem que as pessoas com deficiência (PCD) não são, em geral, utilizadores tão frequentes da Internet como a maioria e não participam na maioria das actividades. No entanto, as pessoas com deficiência são utilizadores mais frequentes de tipos específicos de participação em linha, tais como contribuir com as suas próprias informações, bem como ver mercadorias e serviços. Este facto pode ser promissor para a educação para a saúde pública, na medida em que mesmo aqueles que normalmente não acedem à Internet podem fazê-lo se o valor percebido for suficientemente elevado.

Intervenções adjuvantes em equipamentos móveis. Os telemóveis oferecem uma variedade de ferramentas que podem ser utilizadas em conjunto com intervenções terapêuticas. Thakkar e colegas (2016) discutem a utilização de mensagens de texto com doentes crónicos. Verificam que a utilização de mensagens de texto aumenta significativamente a adesão à medicação nesta população. No entanto, num estudo em grande escala de doentes com tuberculose realizado por Mohammed e colegas (2016), não se observaram benefícios na utilização de mensagens de texto para ajudar no tratamento. Os parágrafos seguintes abordam a utilização de mensagens de texto e de aplicações (apps) em equipamentos móveis para comunicar com os doentes e para os educar.

Benefícios das mensagens de texto. Thakkar e colegas (2016) afirmam que as mensagens de texto através de telemóveis aumentam a adesão à medicação em populações com doenças crónicas. Em 16 ensaios clínicos aleatórios, os resultados indicaram que as mensagens de texto por telemóvel aumentaram a adesão dos pacientes ao regime de medicação em 50%. Kannisto,

Koivunen e Valimaki (2014) analisam a literatura sobre a utilização de lembretes de mensagens de texto em vários contextos de cuidados de saúde. Os resultados do seu estudo mostram uma taxa de 77 % de melhoria dos resultados, como o cumprimento da medicação e das consultas, quando foram utilizados serviços de mensagens curtas (SMS). Hall e colegas (2015) examinaram revisões relativas a mensagens de texto direcionadas para a saúde. A sua investigação indica que os lembretes enviados por SMS foram benéficos para a mudança de comportamento, como a manutenção de uma rotina diabética, o abandono do tabagismo e a gestão do peso.

Haberer e colegas (2016) relatam resultados mais positivos relativamente à utilização de mensagens de texto nas zonas rurais do Uganda, onde a adesão à medicação para a terapia antirretroviral (TARV) continua a ser um desafio. Sessenta e três pacientes foram envolvidos na investigação. O resultado do estudo foi que os textos de lembrete melhoraram a adesão às terapias anti-retrovirais no contexto da monitorização em tempo real.

Depp e colegas (2014) analisam o aumento de um programa de psico-educação de quatro sessões previamente administrado com subsequentes mensagens de telemóvel como uma intervenção com 82 pacientes bipolares. Quando comparados com os pacientes que utilizaram papel e caneta para refletir sobre o seu estado de espírito, os inquiridos do grupo de psicoeducação aumentada indicaram que a sua sintomatologia depressiva tinha diminuído drasticamente nos marcadores de seis e doze semanas. Este estudo reforça ainda mais a evidência de que as mensagens de texto podem ser um complemento benéfico às intervenções de cuidados de saúde.

Wagner e colegas (2009) investigaram a adesão à medicação para alergias nasais. Os pacientes lembravam-se de terem sido informados da importância de tomar uma dose diária de um medicamento sujeito a receita médica, mas não se lembravam da advertência sobre a importância clínica de tomar o medicamento diariamente. Dos 284 inquiridos, cerca de 60 por cento demonstraram uma adesão satisfatória, enquanto 39 por cento disseram que simplesmente se esqueceram de tomar a medicação.

Preocupações relacionadas com as mensagens de texto. Mohammed e colegas (2016) mediram o impacto de um serviço bidirecional de mensagens curtas (SMS) de alertas de medicação nos resultados do tratamento. O estudo incluiu 2.207 participantes a quem foram prescritos medicamentos para a tuberculose sensível a medicamentos. Os investigadores concluem que a eficácia dos alertas de medicação enviados aos pacientes através de mensagens de texto não alterou os resultados do tratamento.

Aplicações móveis. Hofhuis, Bennema, Harms, van Viet, Takken, van den Wijngaard e van Pelt (2016) relatam o desenvolvimento de uma aplicação móvel educativa destinada a aumentar o conhecimento da comunidade nos Países Baixos sobre carraças, picadas e doença de Lyme. Os autores atribuem o desenvolvimento desta intervenção a uma surpreendente escassez de material de prevenção disponível para o público. O público indicou que esta aplicação os lembrava de verificar a existência de carraças na pele com muito mais regularidade do que faziam anteriormente. A investigação sugere que também estavam mais conscientes dos resultados positivos de serem hipervigilantes para os perigos inerentes à doença de Lyme. Tal como Kannisto e colegas (2014), Hofhuis e colegas (2016) sublinham que os resultados positivos não foram capazes de ser sustentados a longo prazo, indicando assim a necessidade de uma intervenção sem fios, repetitiva, regular e multidisciplinar.

Anexo

É imperativo que muitas das questões que rodeiam este estudo sejam vistas através da lente da teoria da vinculação, que se baseia na investigação primária conduzida por Bowlby e Ainsworth (Bretherton, 1992; Fitton, 2012). As origens da teoria da vinculação estão essencialmente relacionadas com as relações fundamentais entre as crianças e os seus principais cuidadores (Schimmenti & Bifulco, 2015). Estas relações fundamentais têm posteriormente impacto na forma como os adultos lidam com os desafios da auto-acalmação e da separação. As experiências de vinculação precoce também influenciam a forma como os indivíduos se relacionam com os outros (Paetzold, Rholes, & Kohn, 2015).

Relação com a saúde

Pietromonaco, Uchino e Dunkel Schetter (2013) afirmam que a disciplina da psicologia demonstra a ligação entre factores emocionais e o bem-estar fisiológico de um indivíduo. Ao discutirem a criação do seu modelo teórico que emana da teoria da vinculação, referem que existem implicações significativas para a saúde e a doença em relação à teoria. Surgiram lacunas críticas na compreensão do modo como as relações afectam a saúde. Pietromonaco e colegas (2013) defendem que a investigação futura seria melhorada através de uma melhor compreensão dos diferentes estilos de vinculação. Também sublinham a importância de compreender melhor como as relações íntimas podem afetar positiva ou negativamente a saúde individual. Os investigadores afirmam que os novos conhecimentos obtidos a partir das questões da vinculação podem ser fundamentais para ajudar aqueles cujos parceiros são confrontados com problemas de saúde.

Feeney (2000) constata que a saúde positiva depende em grande medida do acesso a uma relação interpessoal disponível e de elevado funcionamento. O investigador afirma que a noção de vinculação em crianças e adolescentes tem consequências para a saúde. Os estilos de vinculação têm sido associados à desregulação versus regulação das emoções; à forma como os indivíduos lidam com o stress; e à forma como se comportam quando estão doentes. Reconhece-se que há investigação que reconhece que a fisiologia e a bioquímica individuais podem ser responsáveis pelas consequências dos estilos de vinculação na saúde orgânica. Também se constata que a substância da ligação entre a mãe e/ou o pai e o filho é um barómetro da forma como a família lida com a doença nos seus descendentes.

Maunder e Hunter (2008) afirmam que a forma como as crianças se relacionam com o ecossistema é fracturada após um acontecimento adverso. Afirmam ainda que isso atrasa a evolução e o estabelecimento de uma ligação segura. Os autores indicam que existem investigações recentes que sugerem que as ligações inseguras podem prejudicar e afetar negativamente a saúde das pessoas ao longo de toda a sua vida. Além disso, sugerem que a insegurança em torno da vinculação pode afetar a saúde de um indivíduo. Estes factores afectam a saúde, nomeadamente (a) a incapacidade de o corpo reagir eficazmente ao stress; (b) a relação entre a natureza das relações e os comportamentos relacionados com a saúde; e (c) o risco real de uma perturbação da capacidade de regular as emoções, que resulta frequentemente no abuso subsequente de substâncias. Assim, os efeitos das relações e da vinculação vão do fisiológico ao psicológico.

Maunder e Hunter (2001) estudaram as formas de calibrar os laços que ligam a doença a ligações inseguras. Afirmam que as teorias da vinculação só agora começaram a ser vistas contra o pano de fundo das manifestações psicossomáticas. Os investigadores referem uma ligação direta entre as doenças e os padrões de vinculação perturbados. Estes padrões perturbados conduzem à probabilidade de um indivíduo sucumbir mais facilmente ao stress e a uma forma desadaptativa de procurar assistência médica.

Ciechanowski e colegas (2004) estudaram os diabéticos com um estilo de vinculação desdenhoso, que têm uma confiança mínima nos outros e dependem de si próprios. Os investigadores previram que, de facto, iriam gerir a sua diabetes de forma ineficaz. Estudaram as respostas a um inquérito a 4.095 doentes diabéticos. Verificou-se que os doentes que referiram um estilo de vinculação desdenhoso praticavam menos exercício físico e cumpriam menos a medicação, em comparação com os que tinham um estilo de vinculação seguro. Verificou-se também que consumiam mais nicotina. Os investigadores concluem que existe uma associação significativa entre os estilos de vinculação e a forma como a diabetes é gerida pelo doente. Consequentemente, isto afecta os resultados em termos de saúde.

Mikulciner (1998) afirma que a teoria da vinculação é importante para compreender a capacidade de um indivíduo para lidar com o stress. Belizaire e Fuertes (2011) explicam que o stress desencadeia estilos intrínsecos de vinculação nos indivíduos. Lopez e Brennan (2000) afirmam que, sem uma compreensão sólida da natureza dos laços de vinculação individuais, é difícil antecipar a forma como os indivíduos irão lidar com o stress global ao longo das suas vidas. Belizaire e Fuertes (2011) afirmam que os indivíduos com ligações mais seguras, menos evitantes e menos ansiosos, conseguem gerir o stress de forma mais eficaz. Referem que os indivíduos que experimentam níveis avassaladores de ansiedade relacionada com a vinculação e que têm um estilo de vinculação evitante não lidam tão eficazmente com o stress. Este aumento do sentimento de stress eleva os níveis de stress para o que pode ser descrito como angústia.

Nicholls, Hulbert-Williams e Bramwell (2014) afirmam que os estilos de vinculação inseguros resultam em resultados empobrecidos para os doentes. O seu estudo investiga a forma como o estilo de vinculação influencia o ajustamento psicológico dos doentes com cancro e daqueles que cuidam deles. Os resultados sugerem que as vinculações inseguras dificultam a aceitação dos diagnósticos e diluem as suas capacidades de reconhecer e, subsequentemente, utilizar qualquer forma de assistência social.

Números de anexos

O estudo de Nicholls e colegas (2014) também indica que, quando os prestadores de cuidados têm um estilo de vinculação inseguro, é mais provável que sofram de uma série de problemas, incluindo sintomas de depressão. Esta investigação sugere que os estilos de vinculação seguros são o prenúncio de uma melhor saúde e crescimento pessoal. Os investigadores concluem que o conhecimento das questões relacionadas com as teorias da vinculação é importante para que os prestadores de cuidados possam prestar o melhor apoio possível.

Esbj0rn e colegas (2013) afirmam que, embora exista muita literatura disponível sobre perturbações de ansiedade na infância, continua a haver uma escassez de informação sobre os papéis que os pais podem desempenhar no desenvolvimento e sustentação destas perturbações. Assim, eles facilitam um estudo para entender melhor a ansiedade infantil. Os investigadores entrevistaram 38 crianças clinicamente ansiosas com menos de 13 anos de idade e os seus pais, 37 mães e 34 pais. Os investigadores descobriram que a evitação da vinculação nos pais está correlacionada com as perturbações de ansiedade nas crianças. Esta descoberta confirma investigações anteriores que reconhecem a ansiedade e a propensão para o retraimento numa criança, e os seus problemas de vinculação com os pais (Verschueren & Marcoen, 1999).

Edelstein e colegas (2004) estudaram a ligação entre os estilos de vinculação auto-reportados pelos pais e a sua subsequente capacidade de resposta emocional no meio de um acontecimento stressante para a criança. Os adultos e as crianças foram observados numa clínica onde estavam a ser administradas vacinas. As reacções das crianças e a reatividade dos pais foram avaliadas. Os investigadores referem que as crianças que se sentiram mais perturbadas durante as vacinações foram aquelas cujos pais se tinham auto-referido como tendo um nível elevado de evitamento da vinculação. Por outro lado, os filhos daqueles que se auto-relataram com baixo nível de evitamento ficaram menos perturbados. Além disso, os pais altamente evitadores reagiram de forma ligeira aos seus filhos angustiados, enquanto os pais pouco evitadores demonstraram níveis mais elevados de reação.

Questões a evitar

A anafilaxia é uma condição médica grave, levando muitos a acreditar que os casos de ansiedade podem ser vistos como adaptativos (Manassis, 2012). No entanto, a ansiedade e o evitamento podem ser contraproducentes e mal-adaptativos. As crianças com medo podem faltar à escola, a passeios e a muitas actividades sociais para as quais são convidadas e/ou se espera que estejam presentes.

Bond e Pardo (2016) observam que as crianças com alergia ao veneno de Hymenoptera podem tornar-se extremamente evitantes em relação a actividades exteriores extra-muros. A questão da agorafobia induzida por fobia específica precisa de ser novamente explorada neste contexto de actividades ao ar livre extra-muros (Capps, 2012). A agorafobia, neste caso, pode ter a sua etiologia na evitação de locais onde se encontram insectos que picam. O que pode ser invulgar no indivíduo alérgico ao veneno de Hymenoptera é que pode ser uma agorafobia situacional, na medida em que não haveria medo associado de visitar um local, como um teatro ou um supermercado, onde a probabilidade de ser picado seria considerada mínima.

Em ambiente escolar, a sua ansiedade dá lugar à intransigência, pois insistem que o professor, o auxiliar ou os pais não os deixem sozinhos. Bond e Pardo (2016) afirmam que o medo não expresso pela criança é o de entrar em choque anafilático. A presença de uma figura de vinculação segura minimizaria potencialmente a sua apreensão e maximizaria o seu sentimento de segurança.

Bond e Pardo (2016) abordam o medo da fobia de sangue-injeção-ferimento (BII). Se uma criança estiver relutante, não quiser e/ou evitar injetar-se com uma EpiPen, então a proximidade de uma figura de vinculação segura assumirá uma importância ainda maior. Manassis (2012) é enfático ao afirmar que quaisquer medidas extremas destinadas a restringir as actividades da vida diária e qualquer teimosia evitante são contra-indicadas. Bucci e colegas (2015) concluem que a teoria da vinculação é um pano de fundo útil para a construção e prestação de serviços gerais de saúde mental. Relatam que 76,3% dos doentes psiquiátricos crónicos, ou doentes que estão a entrar numa crise de saúde psicológica, têm estilos de vinculação inseguros e evitantes.

Resumo

Existe uma diversidade de tópicos e de literatura que, à primeira vista, parecem não estar relacionados em muitos aspectos. No entanto, uma inspeção mais atenta a estes fios individuais realça uma tapeçaria que, quando entrelaçada, apresenta uma imagem de ligação, continuidade e interligação relevante. A alergia ao veneno de himenópteros e a anafilaxia, embora sejam condições médicas primárias, dependem de factores psicológicos e sociológicos para complementar e apoiar as intervenções médicas. Em cada uma das questões de investigação relativas à qualidade de vida e à gestão da alergia aos venenos de himenópteros na era digital, existe uma interconectividade quase circular. O medo e a ansiedade experimentados pelas pessoas com alergia ao veneno de Hymenoptera fornecem provas de como os estilos de vinculação evitante e a cibercondria podem, por sua vez, afetar grandemente a qualidade de vida.

As consequências dos comportamentos parentais e dos estilos de vinculação parental reforçam a noção de que, na sequência de um problema médico, existe uma dependência do ecossistema para a maior parte do apoio necessário para que as admoestações e intervenções médicas sejam bem sucedidas. A utilização de uma EpiPen, que outrora se pensava ser um procedimento meramente mecânico, pode ser vista como uma questão mais complexa do que se pensava inicialmente. Um olhar superficial sobre o estudo não indicará qualquer ligação entre a investigação médica e o corpo de conhecimentos psicológicos e sociológicos existentes. O papel da tecnologia tem-se insinuado em muitas modalidades de tratamento, mas é cada vez mais óbvio que os smartphones pessoais e outros dispositivos tecnológicos podem fornecer complementos significativos a intervenções que podem ser de importância estratégica no tratamento da alergia ao veneno de Hymenoptera.

CAPÍTULO 3

METODOLOGIA

Em contraste direto com o conjunto de conhecimentos médicos relativos às consequências anafiláticas das picadas de insectos, salienta-se que existe uma escassez de material especificamente concebido para as pessoas com alergia ao veneno de himenópteros, no que diz respeito à gestão global das questões psicossociais abrangentes com que são confrontadas. Ter um medo racional de picadas de insectos pode restringir severamente as actividades ao ar livre de um indivíduo, pelo que seria útil compreender como é que a alergia ao veneno de Hymenoptera afecta a qualidade de vida do indivíduo (Bild et al., 2016; Bond & Pardo, 2016).

Além disso, estas questões abrangem aspectos de ansiedade e vinculação (Nowak, Bazan-Socha, Pulka, Petka, & Latra, 2015). Existem questões positivas e negativas neste domínio emergente da comunicação em saúde, à medida que o rápido aparecimento de intervenções tecnológicas e a popularidade dos dispositivos celulares como ferramentas de comunicação entre profissionais de saúde, prestadores de cuidados e doentes se tornam mais comuns (Attria et al., 2016; Hall, Cole-Lewis, & Bernhardt, 2015; Mohammed, Glennerster, & Khan, 2016; Moorhead et al., 2013; Taylor-Rodgers & Batterham, 2014). Em certa medida, gerir e melhorar a qualidade de vida com sucesso pode depender da forma como os indivíduos podem maximizar os activos das novas tecnologias na era digital (Gordon & Hornbrook, 2016).

Este estudo centra-se na análise da literatura sobre a qual se pode investigar mais aprofundadamente as questões da qualidade de vida e a gestão dos problemas que envolvem os indivíduos alérgicos ao veneno de Hymenoptera na era digital. É útil voltar a afirmar que estas questões são investigadas no contexto das seguintes questões de investigação:

Primeira questão de investigação. Como é que a qualidade de vida foi afetada pela alergia ao veneno de Hymenoptera?

Segunda questão de investigação. Como é que o acesso à informação na Internet, nos dispositivos móveis e/ou nas redes sociais afecta a gestão das questões relacionadas com a alergia ao veneno de Hymenoptera?

O objetivo desta revisão teórica da literatura é conseguir uma maior clareza no que diz respeito às ligações entre as questões médicas, psicossociais e tecnológicas associadas à alergia ao veneno de Hymenoptera.

Método de investigação

Dado que existem dados relacionados com as questões de investigação que ainda não foram interpretados do ponto de vista psicossocial, o paradigma fenomenológico hermenêutico é uma abordagem adequada para este estudo porque permite a investigação da literatura existente (Kafle, 2011). Ao fazê-lo, fornece uma visão geral da informação, bem como novas interpretações e significados para a informação publicada (Leedy & Ormrod, 2015). Este tipo de investigação é fundamental para ligar áreas na literatura e potencialmente estabelece as bases para investigação futura associada às questões de qualidade de vida e à gestão psicossocial da alergia ao veneno de Hymenoptera.

Hermenêutica

Este estudo é uma extensa revisão teórica da literatura que utiliza a técnica de investigação fenomenológica hermenêutica. A hermenêutica preocupa-se com a forma como a compreensão é ativamente procurada e reconhece que as respostas definitivas podem não ser alcançadas (Boell & Cecez-Kecmanovic, 2014). Ao contrário de outros métodos de investigação que procuram uma explicação causal, a hermenêutica tem como objetivo procurar um significado através da interpretação da literatura (Kinsella, 2006). Ao contrário de outros métodos qualitativos, como o estudo de caso, que investiga fenómenos dentro de um contexto específico, o método fenomenológico hermenêutico procura a compreensão através da análise de obras de vários contextos (Kafle, 2011; Yin, 2014). Dada a vasta gama de disciplinas relevantes para este estudo, o paradigma fenomenológico hermenêutico é o método mais adequado. Este estudo fundamental extrai e analisa a literatura de diferentes disciplinas para servir potencialmente como um marcador para estudos de investigação psicossocial relacionados com a gestão da alergia ao veneno de Hymenoptera na era digital.

Utilizando esta metodologia, foram recuperados vários textos relacionados com as questões de investigação. Ao longo da investigação, foram identificados novos textos relevantes com base no conhecimento adquirido através da leitura da literatura relacionada com pesquisas anteriores. Trata-se de um processo contínuo e não linear em que a literatura é desconstruída individualmente e depois analisada em relação a outra. Este método é comummente referido como o círculo hermenêutico (Boell & Cecez-

Kecmanovic, 2014; Kinsella, 2006). A informação foi analisada e os temas foram categorizados.

Análise temática. Esta metodologia é utilizada para identificar relações entre diferentes conceitos e para reconhecer temas que surgem na literatura (Alhojailan, 2012). A análise temática permite a extração de conceitos e crenças de diferentes peças de literatura para ligar temas relacionados com as questões de investigação colocadas (Clarke & Braun, 2014). Ao contrário de outras abordagens de investigação, a análise temática não se baseia em dados quantificáveis para determinar a importância de um tema (Vaismoradi, Turunen, & Bondas, 2013). Em vez disso, procura encapsular o conteúdo da literatura que é essencial para as questões de investigação. Nesta extensa revisão da literatura, o estudo tem como objetivo reconhecer novos temas que possam ajudar a gerir melhor as questões psicossociais relacionadas com a alergia ao veneno de Hymenoptera na era digital.

Segundo Machi e McEvoy (2009), as análises temáticas defendem uma argumentação sistémica baseada numa compreensão aprofundada da literatura atual relativa a um determinado tópico. Esta abordagem foi selecionada para este estudo a fim de proporcionar um exame e uma interpretação exaustivos da investigação já publicada em diferentes disciplinas. Embora os artigos publicados em revistas médicas façam referência às questões psicossociais que envolvem a alergia ao veneno de himenópteros, ainda não existe uma análise da literatura relacionada, explorando especificamente os aspectos temáticos das questões de investigação. Este estudo procura demonstrar uma melhor compreensão do modo como a alergia ao veneno de Hymenoptera afecta a qualidade de vida dos indivíduos e a sua gestão na era digital.

Participantes

Os estudos teóricos não têm sujeitos vivos. A palavra "participante(s)" refere-se a toda a literatura analisada para efeitos do presente estudo. Constitui a base fundamental sobre a qual este estudo tira as suas conclusões. A terminologia "participante(s) alvo" refere-se a toda a literatura publicada relativamente a questões de qualidade de vida consideradas relevantes para as pessoas com alergia ao veneno de Hymenoptera na era digital. A revisão dá ênfase a: (a) questões psicossociais que estes indivíduos e as suas famílias enfrentam, (b) ansiedades relevantes e fobias específicas, (c) questões na era digital, incluindo a cibercondria e a utilização de meios digitais pelos prestadores de cuidados de saúde, e (d) as questões que emanam da teoria da vinculação e que se relacionam com a gestão da alergia ao veneno de Hymenoptera em indivíduos.

Instrumentação

O hardware utilizado pelo autor no estudo é um computador portátil MacBook Air 13" do ano de 2014. O navegador Mozilla Firefox foi ativado para aceder ao sítio Web da California Southern University para aceder às seguintes bases de dados que foram utilizadas no estudo: (a) ProQuest Psychology, (b) ProQuest Social Science, (c) ProQuest Sociology, (d) EBSCOhost (e) PsycARTICLES, e (f) EBSCOhost Psychology & Behavioral Sciences Collection. Para além das bases de dados de ciências sociais, foram também acedidas as seguintes bases de dados de informação médica: (a) ProQuest

Biology, (b) ProQuest Science, (c) ProQuest Health & Medical Collection, (d) BiomedCentral Journal Publications, e (e) PubMed Central (California Southern University, 2017). As bases de dados foram selecionadas para procurar artigos académicos e dados relevantes que abranjam os domínios da psicologia, da biologia e das ciências médicas, a fim de garantir uma análise abrangente e extensiva da literatura.

Recolha de dados

É efectuada uma análise exaustiva da literatura para obter informações relevantes para este estudo. O procedimento inclui uma pesquisa de palavras-chave em bases de dados pertinentes. De acordo com o método hermenêutico, o conteúdo foi lido para procurar uma compreensão mais profunda da literatura e para identificar tópicos adicionais relevantes para a investigação (Boell & Cecez-Kecmanovic, 2014). As pesquisas são refinadas utilizando tópicos apropriados que surgem do estudo da literatura.

A filosofia da hermenêutica relativamente à procura de dados envolve a qualidade sobre a quantidade. A aquisição de menos documentos pertinentes para o estudo é valorizada em detrimento da obtenção de mais material que não é tão relevante (Boell & Cecez-Kecmanovic, 2014). As palavras-chave são utilizadas para maximizar a eficiência das pesquisas nas bases de dados. Embora seja essencial escolher palavras-chave que produzam resultados relacionados com o estudo, a literatura orienta o estudo.

Hill (2015) incentiva a utilização de asteriscos no final das pesquisas de palavras-chave para ajudar a expandir as pesquisas de modo a incluir todos os tempos verbais, bem como as versões singulares e plurais das palavras. As seguintes palavras-chave são propostas para o estudo: adherence [adesão], agoraphobia [agorafobia], allerg* [alergia], anaphylax* [anafilaxia], anxiet* [ansiedade], attachment* [apego], bee* [abelha], blood-injection injury (BII) [lesão por injeção de sangue], cellular [celular], cellular device* [dispositivo celular], cnidofobia* [cnidofobia/cnidofóbico], ciber, cibercondria*, cibercondríaco*, era digital, ecossistema, epinefrina, auto-injetor de epinefrina (EpiPen), ligação falsa, formiga-de-fogo*, literacia em saúde, Hymenoptera*, hipocondríase, imunoterapia* [imunoterapia], picada de inseto*, Modelo Interno de Funcionamento, internet, telemóvel, aplicação móvel*, fobia*, qualidade de vida, redes sociais, SMS, picada*, espécie*, fobia específica, tecnologia* [tecnologia], texto, veneno*, veneno-alérgico, imunoterapia com veneno (VIT) e vespa*. Luminares no domínio, incluindo

Propõe-se igualmente que Ainsworth, Bowlby, Manassis, Mikulciner e Mueller sejam pesquisados pelo nome nos motores de busca e bases de dados acima referidos.

Análise de dados

De acordo com o método hermenêutico, a análise de dados começa com a leitura do material recolhido para uma compreensão geral de cada artigo que foi recuperado (Boell & Cecez-Kecmanovic, 2014). Após a leitura dos artigos, a compreensão inicial do material muda por vezes, levando a novas interpretações do mesmo material, bem como indicando novos temas que podem ser ligados e novos tópicos que podem ser investigados na literatura (Boell & Cecez-Kecmanovic, 2014; Kinsella, 2006). Isto demonstra o diálogo que ocorre entre os vários textos, bem como a qualidade circular do processo de investigação hermenêutica.

O material é avaliado criticamente para detetar pontos fracos, contradições e/ou lacunas na literatura. Os trabalhos são comparados para detetar semelhanças que liguem conceitos relacionados, bem como contrastados para detetar diferenças que revelem inconsistências na literatura (Kinsella, 2006). Os conceitos e as conclusões importantes são extraídos dos textos e os temas são classificados em conformidade (Fereday & Muir-Cochrane, 2006).

De acordo com Alhojailan (2012), a análise de dados para este estudo temático inclui a redução de dados. Inicialmente, procede-se a uma revisão de todos os artigos académicos e outros recursos considerados aplicáveis ao estudo. As pesquisas são refinadas e reduzidas para compilar a lista final de trabalhos para análise. Esta metodologia envolve a inclusão de literatura relevante, a categorização dessa informação e a eliminação da literatura considerada não essencial para o estudo. A restante investigação é organizada hierarquicamente com base nos seguintes critérios (a) o rigor académico percebido do(s) investigador(es) com base na(s) sua(s) qualificação(ões) académica(s), (b) quaisquer potenciais conflitos de interesses do(s) autor(es), e (c) a relevância global da literatura para as questões de investigação (Fink, 2014).

Os artigos são classificados com base nos critérios e a lista inicial de referências é devidamente truncada para que os trabalhos referidos nesta revisão da literatura sejam conscienciosamente examinados. Subsequentemente, os artigos mais bem classificados são analisados relativamente aos temas contidos nessas publicações (Onwuegbuzie et al., 2012). As análises temáticas dedutivas e indutivas são utilizadas para reunir os temas. O método dedutivo é utilizado para identificar temas que estão em conformidade com a estrutura imposta e predeterminada pelas questões de investigação (Fereday & Muir-Cochrane, 2006). O método indutivo é utilizado para a codificação de palavras-chave e/ou frases que surgem diretamente da literatura para derivar novos temas.

São designados dez artigos por questão de investigação para representar a amplitude e a profundidade da investigação em geral. Para cada artigo, são tabuladas as seguintes informações: (a) nome(s) do(s) investigador(es), (b) ano de publicação, (c) palavras-chave selecionadas e (d) número de participantes em cada estudo. Os principais temas de cada questão de investigação são documentados e discutidos.

Viés de investigação

A técnica de investigação hermenêutica reconhece os preconceitos como parte integrante da compreensão (Boell & Cecez-Kecmanovic, 2014). São fornecidas explicações sobre os resultados da investigação e sobre a melhor forma de definir os actuais corpos de investigação. Existe sempre a possibilidade, mesmo nos melhores trabalhos académicos, de ocorrerem enviesamentos e/ou interpretações do trabalho de outros autores que diferem da forma como os outros percepcionam esse trabalho (Fink, 2014; Kinsella, 2006). Este é um estudo teórico; portanto, as conclusões são inferidas a partir de informações extraídas de uma variedade de académicos com diferentes níveis de qualificações que abordam assuntos académicos, embora com convicção, a partir dos seus próprios preconceitos (Fink, 2014). É possível que, apesar de terem sido revistos por pares, os dados apresentados e as conclusões retiradas pelos investigadores possam ser imperfeitos ou sujeitos a recalibração (Onwuegbuzie et al., 2012).

A realidade é inseparável dos preconceitos associados aos sistemas de crenças pessoais (Perry, Riege, & Brown, 1999). Os textos são interpretados através das lentes enviesadas da experiência pessoal passada (Kinsella, 2006). Boell e Cecez-Kecmanovic (2014) afirmam que é fundamental que os investigadores tomem consciência dos seus próprios preconceitos, para que possam extrair a verdade do texto da melhor forma possível. Antes de iniciar a revisão da literatura, foram identificados os preconceitos do autor relacionados com a educação cultural, bem como os pontos de vista pessoais e profissionais relacionados com as alergias, para identificar a forma como poderiam influenciar a interpretação da literatura, num esforço para minimizar potenciais preconceitos.

Outros factores de investigação a ter em conta

A análise da literatura centra-se no conhecimento publicado, o que exclui a investigação não publicada e/ou não divulgada que possa ter sido publicada ou que faça parte de um estudo inacabado. Os académicos e os estudantes só podem estar informados a partir do momento em que a investigação é divulgada no domínio público, o que inclui: publicações, comunicados de imprensa, discursos em conferências e trocas informais entre académicos. Dado que este estudo se baseia numa revisão exaustiva da literatura, o estudo restringe-se à literatura que já foi publicada no domínio público. Apesar de uma seleção conscienciosa, há pouco ou nenhum controlo sobre eventuais fragilidades inadvertidas em trabalhos publicados que sejam considerados adequados para este estudo. Após a revisão da literatura, parece haver uma tendência que pressagia um maior interesse académico pelo tema da alergia ao veneno de himenópteros. Esta tendência parece ser estimulada pela investigação em muitos países, apesar de diferirem na sua abordagem aos protocolos de tratamento, parecem ter as mesmas preocupações relativamente à anafilaxia e aos procedimentos de adesão.

CAPÍTULO 4

RESULTADOS

Embora seja importante notar que tem havido protocolos adequados para a prevenção médica e gestão da alergia ao veneno de Hymenoptera, é essencial reiterar que parece haver informações limitadas na literatura sobre a qualidade de vida dos indivíduos alérgicos ao veneno de Hymenoptera (Bond & Pardo, 2016; Confino-Cohen et al., 2009; Findeis & Craig, 2014; Lieberman, 2014; Matron et al., 2016; Nowak et al., 2015). O objetivo desta revisão teórica da literatura é obter uma melhor compreensão das questões psicossociais e da sua gestão em torno da alergia ao veneno de Hymenoptera na era digital. O método hermenêutico é usado para examinar a ligação entre a condição médica alérgica e as ramificações para a qualidade de vida de um indivíduo, incluindo questões de apego (Nowak et al., 2015).

Como indicado anteriormente, este estudo é uma extensa revisão teórica da literatura que utiliza a abordagem hermenêutica. Ao contrário de outros métodos de investigação que procuram uma explicação causal, a hermenêutica pretende procurar o significado através da interpretação do texto (Kinsella, 2006). Este é um processo de investigação não linear que foi orientado pela literatura. Os artigos foram desconstruídos individualmente e depois avaliados uns em relação aos outros para identificar temas (Boell & Cecez- Kecmanovic, 2014; Kinsella, 2006).

Os métodos dedutivo e indutivo de análise temática são utilizados para reunir os temas. O método dedutivo foi utilizado para identificar temas de acordo com a estrutura imposta e pré-determinada pelas questões de investigação (Fereday & Muir-Cochrane, 2006). O método indutivo foi utilizado para codificar palavras-chave e/ou frases que surgiram diretamente da literatura para derivar novos temas. Foi utilizado um mínimo de seis artigos por tema para validar a investigação (Yin, 2014).

Este capítulo apresenta as conclusões da revisão da literatura e da análise dos dados, uma vez que demonstram uma ligação a cada uma das seguintes questões de investigação:

Primeira questão de investigação. Como é que a qualidade de vida foi afetada pela alergia ao veneno de Hymenoptera?

Segunda questão de investigação. Como é que o acesso à informação na Internet, nos dispositivos móveis e/ou nas redes sociais afecta a gestão das questões relacionadas com a alergia ao veneno de Hymenoptera?

O objetivo desta revisão teórica da literatura é conseguir uma maior clareza no que diz respeito às ligações entre as questões médicas, psicossociais e tecnológicas associadas à alergia ao veneno de himenópteros.

Participantes

Neste estudo teórico, a palavra "participante(s)" refere-se a toda a literatura analisada para este estudo. A terminologia "participante(s) alvo" refere-se a toda a literatura publicada relativamente a questões de qualidade de vida consideradas relevantes para as pessoas com alergia ao veneno de Hymenoptera na era digital. A revisão enfatiza as questões psicossociais que as pessoas com alergia ao veneno de Hymenoptera e as suas famílias enfrentam, bem como a forma como o avanço tecnológico afecta a sua gestão na era digital.

Resultados Primeira questão de investigação

A primeira pergunta de investigação é sobre a forma como a qualidade de vida de uma pessoa é afetada pela alergia ao veneno de Hymenoptera. As plataformas de investigação que facilitam a investigação são (a) EBSCOhost, as bases de dados incluem CINAHL com texto integral, GreenFILE, PsycArticles e Psychology and Behavioral Sciences, (b) ProQuest Central e (c) Google Scholar. A função de pesquisa avançada foi utilizada para excluir todos os trabalhos, exceto alguns, publicados fora do intervalo de anos entre 2012 e 2017. As pesquisas efectuadas através do EBSCOhost e do ProQuest Central estão limitadas a incluir apenas artigos revistos por pares. As pesquisas por palavras-chave incluem: agorafobia AND alergia* [alergia], agorafobia AND qualidade de vida, alergia* [alergia] AND ligação AND qualidade de vida, alergia* [alergia] AND qualidade de vida, alergia* [alergia] AND família

E qualidade de vida, alergia* [alergia] E formiga-de-fogo*, alergia* [alergia] E Hymenoptera, alergia* [alergia] E psicologia* [psicológica/psicológica], tratamento da alergia E cuidador E psic* [psiquiátrica/psicológica/psicológica], anaphylax* AND anxiet* [ansiedade], anaphylax* [anafilaxia] AND qualidade de vida, anxiet* [ansiedade] AND abelha AND picada, anxiet* [ansiedade] AND Hymenoptera, anxiet* [ansiedade] AND espécie de vespa* [espécie], vinculação AND EpiPen AND qualidade de vida, estilo de vinculação E qualidade de vida, sangue E injeção E fobia E qualidade de vida, EpiPen E qualidade de vida, imunoterapia* [imunoterapia], Hymenoptera E qualidade de vida, qualidade de vida E fobia específica, qualidade de vida E picada*, Hymenoptera AND venom immunotherapy, saúde mental AND venom allerg* [alergia], qualidade de vida AND wasp specie* [espécie], social AND venom allerg* [alergia], factores sociais AND venom allerg* [alergia] treatment, e venom immunotherapy.

As pesquisas iniciais por palavras-chave em bases de dados relevantes produziram 417 098 resultados. Utilizando o processo hermenêutico, as pesquisas por palavras-chave são refinadas e reduzidas a uma lista final de 197 artigos revistos por pares. A investigação é sistematicamente organizada com base nos seguintes critérios: (a) a perceção do rigor académico do(s) investigador(es) com base na(s) sua(s) qualificação(ões) académica(s), (b) quaisquer potenciais conflitos de interesses do(s) autor(es), e (c) a relevância global da literatura para as questões de investigação (Fink, 2014). Os artigos mais relevantes foram extraídos e

e o Quadro 1 representa a amplitude e a profundidade da investigação.

Quadro 1 Artigos importantes Primeira questão de investigação

Author(s)/Year	Keywords	*N*
Boyle et al., 2012	Insect stings, venom immunotherapy, prevention	392
Cascone et al., 2017	Compliance, immunotherapy	430
Cichocka-Jarosz et al., 2014	Bee venom, child, wasp venom	44
Koschel et al., 2014	Hymenoptera, quality of life, sting challenge	100
Muglia et al., 2017	Epinephrine, follow-up, maintenance	31
Nannapaneni et al., 2016	Immunotherapy, safety	36
Nguyen et al., 2016	Anaphylaxis, immunotherapy	28
Niedoszytko et al., 2012	Anxiety, insect venom allergy, quality of life	71
Paolocci et al., 2014	Disability, Hymenoptera venom allergy, occupation	181
Reiber et al., 2017	Allergy, immunotherapy, treatment	307
$\sum$	=	1,620

Existem estudos significativos sobre uma multiplicidade de questões relacionadas com os alergénios, cujos resultados fornecem indicações importantes para as pessoas que sofrem de alergia ao veneno de himenópteros. A alergia ao veneno de himenópteros *em si* continua a ser um terreno fértil para investigação futura, à medida que o seu perfil se torna mais proeminente na investigação a nível mundial. No entanto, a falta de previsibilidade da ocorrência, juntamente com a aleatoriedade de possíveis picadas de insectos, tem, até à data, levado muitas vezes os doentes e os profissionais de saúde a terem de extrapolar a investigação colateral para uma investigação mais generalizada relacionada com a alergia.

Tema 1: Adesão e cumprimento

A adesão e o cumprimento, termos intercambiáveis na literatura, emergem como um tema convincente nos resultados da investigação. Os resultados demonstraram que a adesão não é um ato unitário, mas sim multifacetado no seu impacto na qualidade de vida das pessoas que sofrem de alergia ao veneno de Hymenoptera. A conclusão dos cursos totalmente prescritos de imunoterapia com alergénios é fundamental para estabelecer uma qualidade de vida de base para os indivíduos susceptíveis. As questões demográficas desempenham um papel fundamental no que respeita à não adesão (cumprimento).

Para que a imunoterapia com alergénios seja eficaz do ponto de vista terapêutico, recomenda-se como melhor prática um período de três a cinco anos de tratamentos contínuos. Acredita-se que este curso de injecções minimiza a gravidade de uma reação a picadas de insectos em populações vulneráveis. As caraterísticas demográficas desempenham um papel significativo nos doentes que estão a ser tratados com imunoterapia com alergénios para alergias ambientais. Por exemplo, quanto mais jovem for a idade do doente, menor é a adesão ao tratamento (Cascone, Petrov, Rosenberg, & Fajt, 2017). O género também é um fator. Mais mulheres descontinuaram a imunoterapia com alergénios do que os homens. As pessoas que têm uma história prévia de anafilaxia são mais propensas a interromper a imunoterapia com alergénios, no entanto, a ocorrência de reacções sistémicas, que afectam uma pequena percentagem das pessoas submetidas à imunoterapia, não é um fator de adesão.

As respostas verbais ou escritas ao rastreio pré-injeção dos doentes em imunoterapia com alergénios também tiveram um impacto nas questões de qualidade de vida subsequentes. A imunoterapia com alergénios é regida por protocolos e diretrizes, um dos quais é o rastreio pré-injeção, um rastreio concebido para minimizar quaisquer riscos associados a reacções adversas induzidas pela imunoterapia. Os investigadores fazem uma anamnese oral e um questionário escrito sobre a gravidez, o historial de alergias, doenças anteriores, doenças e medicamentos actuais. A informação fornecida nas respostas escritas não é, em muitos casos, revelada nas respostas orais. Por exemplo, num estudo realizado por Nannapaneni e colegas (2016), de um grupo de 36 participantes, 20 indicaram pelo menos uma resposta no questionário escrito que foi omitida na história oral. Embora não pareça existir uma razão óbvia para esta discrepância, esta salienta a necessidade de cumprir mais diligentemente com as definições de procura de informações relativamente à imunoterapia com alergénios.

Quando ocorrem reacções adversas evitáveis devido a respostas incompletas e/ou erradas, as consequências médicas, sociais e psicológicas pressagiam uma diminuição da qualidade de vida do doente. Esta diminuição pode ir desde os resultados reais das reacções adversas até ao facto de, a longo prazo, se evitar mais tratamentos, pressagiado pelo que podem ter sido reacções adversas sistémicas evitáveis. O efeito dominó pode continuar, uma vez que, agora desprovidos de imunoterapia com alergénios, os doentes podem afastar-se social e ambientalmente, reduzindo ainda mais a sua qualidade de vida já afetada.

Segundo tema: Paralisia da profilaxia

Para minimizar as hipóteses de anafilaxia por veneno, continua a ser fundamental que a profilaxia esteja na vanguarda da responsabilidade e da auto-gestão do doente. A investigação oferece uma compreensão e explicação para a paralisia desta anafilaxia. A maioria dos pacientes com anafilaxia por veneno não faz acompanhamento com seus imunologistas (Muglia et al., 2017). Poucos mantêm actualizadas as prescrições de epinefrina.

A maioria dos doentes não recorreu ao departamento de imunologia do seu sistema de saúde, mas sim aos seus médicos de cuidados primários. Embora estes médicos possam prescrever epinefrina, os doentes com anafilaxia por veneno perdem-se no sistema porque as picadas de insectos são muito raras. Como não estão a frequentar uma clínica de imunologia, há uma tendência para se esquecerem da alergia (Muglia et al., 2017). Também se esquecem que a epinefrina expira e que a prescrição tem de ser renovada para permanecer ativa. Os médicos generalistas não solicitam o doente da mesma forma que uma clínica especializada o faria.

Apenas vinte e três por cento dos médicos de clínica geral do Reino Unido indicam que se sentem clinicamente competentes para gerir medicamente uma reação alérgica em pacientes (Departamento de Saúde, Austrália Ocidental, 2012). O Comité de Peritos em Anafilaxia da Austrália Ocidental, que tem representação de médicos de clínica geral, articula uma opinião consensual de que os pediatras, os médicos de família e os enfermeiros necessitam de uma formação significativamente melhor em matéria de alergias. Em Nova Iorque, os médicos, tanto em formação como em exercício, foram entrevistados sobre a EpiPen. Embora admitam que a prescrevem e concordem que se trata de uma intervenção que pode salvar vidas, quando lhes foi pedido que demonstrassem a sua utilização, os resultados foram surpreendentes. Num grupo de 35 médicos, apenas um conseguiu executar todos os passos necessários para a utilizar corretamente (Paek, 2009).

A investigação também indica que este comportamento de negação é uma caraterística do comportamento após a picada em doentes com alergia a venenos de insectos (Ko et al., 2015; Simons et al., 2015). Apesar do treinamento e da educação iniciais, os pacientes com alergia a veneno estão em aparente negação sobre questões processuais. A maioria parece negar a importância, frequentemente repetida, de transportar sempre uma EpiPen e, da mesma forma, muitos demonstram incapacidade de utilizar a EpiPen corretamente. Esta paralisia da profilaxia tem implicações graves para os resultados após a picada e, por defeito, para os desafios da qualidade de vida. Aparentemente, os doentes beneficiariam com a frequência de uma clínica especializada em imunologia, em vez de um consultório médico de família.

Terceiro tema: Impacto profissional

Cerca de cinco por cento da população em geral é afetada pela alergia ao veneno de himenópteros. Trata-se de uma alergia que provoca reacções sistémicas graves e, em casos *extremos,* pode ser fatal. A imunoterapia com alergénios, desenvolvida *por volta de* 1978, evitou muitas fatalidades e anulou cerca de noventa por cento das reacções a picadas em indivíduos afectados (Cascone et al., 2017). Com o passar do tempo, verifica-se uma diminuição da adesão à imunização a longo prazo e, mesmo que um doente sobreviva a uma anafilaxia, as consequências podem ser de grande alcance. Este tema é evocado não por questões sistémicas fisiológicas, que são tratadas noutro ponto, mas pelo impacto na ocupação. As consequências de uma anafilaxia por veneno afectam os aspectos emocionais, sociais e profissionais da vida de um indivíduo.

Uma vida habitual e normal inclui uma atividade profissional. Os factores que impedem a capacidade de trabalho de um indivíduo podem resultar em incapacidade profissional. A investigação sugere uma associação entre os tipos de ocupação e a incapacidade para o trabalho (Paolocci et al., 2014). As carreiras em que os trabalhadores são mais susceptíveis de serem expostos a himenópteros podem ser catalogadas como um risco profissional e, por conseguinte, como uma doença relacionada com o trabalho. Tal como acontece com as pessoas que sofrem de asma e rinite, os investigadores elucidam que as pessoas que sofrem de alergia ao veneno de Hymenoptera demonstram, por vezes, uma produtividade laboral diminuída com efeitos contingentes na sua qualidade de vida.

A investigação demonstra que, embora se saiba que a imunoterapia com veneno é eficaz, um grupo significativo de trabalhadores refere que esta terapia tem um impacto negativo nas suas carreiras, o que os leva a serem menos receptivos e/ou a aderirem ao tratamento (Paolocci et al., 2014). Inicialmente parecendo contra-intuitiva, a relutância gira em torno do tempo gasto com os procedimentos reais de imunoterapia. Isto pode custar-lhes salários, oportunidades de carreira e/ou a continuidade de tarefas relacionadas com o trabalho. O procedimento deixa pouco ou nenhum tempo para actividades sociais.

Discussão Questão de investigação um

As provas apresentadas apoiam a questão da investigação relativa à forma como a qualidade de vida é afetada pela alergia ao veneno de himenópteros. Embora a investigação em si forneça a validação das questões de qualidade de vida, surgiu também um padrão sistémico e eco-sistémico. Os doentes, os prestadores de cuidados de saúde, os educadores e os pais estão todos ligados aos cuidados, à prevenção e à evolução das capacidades dos doentes para lidarem eficazmente com os desafios multifacetados associados a esta alergia. Isto pressagia a consideração de todos os princípios da teoria da vinculação, dado o círculo de indivíduos a que um doente pode precisar de se ligar para manter o controlo sobre o medo e em quem pode confiar em caso de necessidade médica. Trata-se, por si só, de uma cadeia rara de indivíduos aparentemente desconectados, cada um dos quais está encarregado de sustentar e aumentar a qualidade de vida da pessoa alérgica numa variedade de contextos diversos. A confiança é essencial nesta cadeia.

Resultados Pergunta de investigação dois

A segunda pergunta de investigação questiona a forma como o acesso à informação na Internet, nos dispositivos móveis e/ou nas redes sociais afecta a gestão das questões relacionadas com a alergia aos venenos de himenópteros. As pesquisas por palavras-chave incluem: acesso à informação AND tratamento da alergia AND psic* [psiquiátrico/psicológico/psicologia], acesso à informação AND tratamento da alergia AND psic* [psiquiátrico/psicológico/psicologia] AND resultados do tratamento, responsabilização AND tratamento da alergia ao veneno de Hymenoptera AND intervenções tecnológicas, adjuvante AND tratamento de saúde AND telemóvel, alergia* [alergia] E benefícios E cuidados de saúde E intervenção tecnológica, alergia* [alergia] E dispositivo celular, alergia* E cibercondria, alergia* [alergia] E inconvenientes E cuidados de saúde E intervenção tecnológica, alergia* [alergia] E cuidados de saúde E intervenção tecnológica, gestão de alergias E era digital E veneno, gestão de alergias E redes sociais, gestão de alergias E tecnologia, gestão de alergias E internet, tratamento de alergias E internet, tratamento de alergias E cuidados de saúde E mensagem de texto E veneno, tratamento de alergias E psicol* [psicológico/psicologia] E investigação na internet, tratamento de alergias E redes sociais, conformidade E tratamento da alergia ao veneno de Hymenoptera E intervenções tecnológicas, cibercondria, cibercondria E ansiedade na saúde, intervenção no tratamento da saúde* E SMS, alergia ao veneno de Hymenoptera E gestão E tecnologia, tratamento da alergia ao veneno de Hymenoptera e tratamento da alergia ao veneno de Hymenoptera E intervenções tecnológicas.

As pesquisas iniciais por palavras-chave em bases de dados relevantes produziram 315 903 resultados. Utilizando o processo hermenêutico, as pesquisas por palavras-chave são refinadas e reduzidas a uma lista final de 218 artigos revistos por pares. A investigação é sistematicamente organizada com base nos seguintes critérios: (a) a perceção do rigor académico do(s) investigador(es) com base na(s) sua(s) qualificação(ões) académica(s), (b) quaisquer potenciais conflitos de interesses do(s) autor(es) e (c) a relevância global da literatura para as questões de investigação (Fink, 2014). Foram extraídos e revistos os artigos mais relevantes, dos quais a Tabela 2 representa a extensão da investigação.

Quadro 2 Artigos relevantes Questão de investigação dois

Author(s)/Year	Keywords	*N*
Cannuscio et al., 2015	Allergy, text messaging	33
Hanson et al., 2014	Health care, social media	444
Islam et al., 2014	Mobile phones, treatment, quality of life	216
Marcella et al., 2013	Allergy, cell phones, nickel, cobalt	72
Merchant et al., 2017	Allergy, digital health intervention	330
Rubrichi et al., 2014	Health care, SMS, communication	2,211
Smith et al., 2015	Health care, mobile phone	15
Vergeire-Dalmacion et al., 2015	Health care, texting, adverse drug reaction	51
Wang et al., 2014	Adherence, allergy, SMS	50
Zallman et al., 2016	Health care, text messaging	793
Σ	=	4,215

A raridade da alergia ao veneno de Hymenoptera em si apenas enfatiza a escassez de investigação sobre o assunto. No entanto, existem muitos outros estudos relacionados com alergénios que abordam as questões que os doentes alérgicos a venenos enfrentam, e estes estudos parecem conter muitos dados, procedimentos e ideias transferíveis. A escassez da doença, no entanto, não diminui o impacto da doença quando esta atinge várias culturas e países. Existe a consciência de que a alergia aos venenos de himenópteros merece mais recursos para iniciar uma investigação mais direcionada.

Tema Um: Entre Culturas

A cultura está presente em grande parte da investigação sobre cibercomunicações, mensagens de texto e redes sociais. Na Índia, a saúde móvel (m-health) está a liderar o caminho para levar oportunidades, informação e educação a uma população díspar. Os investigadores, ao avaliarem a praticabilidade da utilização da saúde móvel na gestão de doenças cardíacas, exploram a disponibilidade de telemóveis, as expectativas dos pacientes e as barreiras à utilização de telemóveis na gestão de doenças (Smith et al., 2017). Concluem que as barreiras à utilização, tal como enunciadas pelos médicos locais, incluem o receio dos profissionais de saúde de que os seus empregos se tornem redundantes, o medo da radiação e a perceção de que os exames físicos são fundamentais e não podem ser substituídos. Por sua vez, após a realização de mais pesquisas, os investigadores concluem que a utilização de telemóveis no contexto da saúde comunitária pode ser utilizada como uma ferramenta educacional. Isso pode ajudar a melhorar as escolhas de estilo de vida e os comportamentos. Concluem ainda que a saúde móvel pode ajudar a otimizar os já limitados recursos disponíveis, facilitar as marcações e os lembretes, e ultrapassar os desafios das barreiras geográficas. Outra descoberta foi que as chamadas telefónicas, em vez de mensagens de texto, podem ser mais produtivas quando a literacia é reduzida.

Em Manila, os investigadores propuseram-se determinar se o Serviço de Mensagens Curtas (SMS), o envio de mensagens de texto, poderia melhorar a notificação de reacções adversas a medicamentos, que tradicionalmente era feita em papel (Vergeire-Dalmacion et al., 2015). Previa-se que, na era digital, a transmissão eletrónica destas reacções adversas a medicamentos se tornaria a norma comunitária. Os investigadores relatam que, no período de 12 meses em análise, apenas três relatórios de reacções adversas a medicamentos foram enviados por SMS pelos médicos, em comparação com os 240 relatórios escritos sobre reacções adversas a medicamentos apresentados pelos médicos. Os médicos referem que as interrupções de energia, a expiração dos serviços de telemóveis pré-pagos e a preferência continuada pelo sistema escrito em vigor contribuem para a escassez de notificações por SMS. Além disso, os médicos sentiram-se restringidos pelas limitações de expressão das mensagens de texto, preferindo a comunicação de reacções adversas a medicamentos em formato livre.

Pelo contrário, os investigadores referem que, em 2008, a China instituiu o envio de mensagens de texto para os cuidados farmacológicos dos doentes. Este sistema relacionado com a farmácia alertava os médicos para reacções adversas a medicamentos, recordava aos doentes os protocolos de medicação e dava formação sobre medicamentos específicos. As mensagens de texto são consideradas eficazes na China, tal como no Camboja, onde são utilizadas para contactar os doentes 48 horas após uma vacinação para verificar se sofreram efeitos adversos (Vergeire Dalmacion et al., 2015). A taxa de resposta imediata dos doentes foi elevada e, dos que não responderam imediatamente, muitos responderam no prazo de um dia e outros responderam depois de receberem um texto de lembrete.

Um estudo realizado nos Países Baixos com doentes diabéticos de tipo 2 produziu resultados encorajadores. Os lembretes de texto melhoraram a adesão aos protocolos aconselhados pelo médico (Vervloet et al., 2012). A intervenção em si foi bem tolerada e aceite pelos doentes no estudo. Os investigadores do Utah descobriram diferenças entre as preferências dos caucasianos e dos hispânicos relativamente às redes sociais. Os resultados indicam que os hispânicos utilizavam as mensagens de texto, o Facebook e outras redes sociais com maior frequência, enquanto os caucasianos utilizavam principalmente as mensagens de texto e não utilizavam tanto as outras redes sociais (Hanson, West, Thackeray, Barnes, & Downey, 2014).

A literatura sobre a alergia ao veneno de himenópteros refere que se trata de um problema generalizado na maioria das áreas geográficas do mundo. Diferentes culturas abordam o problema da sua própria forma idiossincrática. Estas abordagens culturais variadas, que já se envolveram na experimentação tecnológica, fornecem um quadro útil para aqueles que se empenharão em remover as barreiras ao progresso digital com indivíduos alérgicos a venenos. O tema da cultura realça o facto de que, embora os diagnósticos possam ser semelhantes, as diferenças económicas, as atitudes culturais e a logística apresentam desafios únicos para cada país.

Tema dois: Mensagens de texto, adesão e esquecimento

A reconhecida escassez de informação e investigação sobre os doentes alérgicos ao veneno de himenópteros não significa que a investigação existente em várias instâncias não seja diretamente aplicável e extrapolada para os doentes alérgicos ao veneno de himenópteros. A rinite alérgica é uma doença comum relacionada com alergénios que tem um efeito debilitante na saúde diária de um indivíduo. Tem um impacto na qualidade de vida, na produtividade no trabalho e fracturas uma sensação consistente de bem-estar entre os doentes. A investigação, proveniente de Pequim, na China, que envolve esta doença induzida por alergénios continua a ser altamente relevante para os doentes alérgicos ao veneno de himenópteros e para os que estão envolvidos nos seus cuidados de saúde (Wang et al., 2014). Outras investigações informam que o SMS tem sido utilizado numa variedade de contextos médicos, principalmente para promover a adesão ao tratamento e reforçar a componente educativa na asma, doenças cardíacas, diabetes e outras doenças crónicas.

A investigação indica que a proliferação de telemóveis na maioria dos sectores da sociedade chinesa fez com que o sistema de saúde dependesse mais de SMS ou mensagens de texto. Este desenvolvimento optimizou a comunicação bidirecional entre os médicos e os seus pacientes. As suas conclusões demonstram que um lembrete de texto diário teve dois resultados positivos. Os pacientes relataram uma adesão muito melhor ao seu regime de medicação para a rinite alérgica do que um grupo de controlo que não recebia lembretes e, ao contrário do grupo de controlo, também demonstraram uma redução significativa da sintomatologia (Wang et al., 2014). Quando o ensaio terminou, os participantes referiram elevados níveis de satisfação e solicitaram que os lembretes de texto diários continuassem a ser enviados.

A adesão pode ser tanto intencional como não intencional e, conforme relatado pela investigação, pode estar paradoxalmente presente no mesmo indivíduo. No estudo de Pequim, todos os doentes participantes foram cuidadosamente informados sobre todos os aspectos da doença da rinite alérgica (Wang et al., 2014). Apesar desta instrução minuciosa, no grupo de controlo, esta pareceu ser insuficiente para obter os níveis necessários para melhorar a adesão. Isto indica que é necessária uma abordagem mais intensiva para elevar os níveis de adesão e, ao mesmo tempo, diminuir a não adesão.

Alegadamente, as intervenções de texto, enviadas como lembrete diário, potenciam melhorias significativas nos tratamentos, atribuídas a uma maior adesão aos protocolos. Estes resultados estabelecem que um lembrete diário por SMS durante, pelo menos, um mês é uma intervenção bem sucedida quando se procura aumentar a adesão à terapêutica de pessoas que sofrem de doenças crónicas, como a alergia ao veneno de Hymenoptera. O aumento da sensibilização resultante desencadeia um maior controlo da doença. Esta integração de informação repetitiva na rotina diária dos doentes levou a uma maior valorização da adesão. Neste estudo, os doentes indicaram que a razão número um para a não adesão era o esquecimento (Wagner et al., 2009). No estudo de Pequim, 60% dos doentes no grupo de controlo indicaram o esquecimento como a principal razão para a sua não adesão, enquanto apenas 20% dos indivíduos do grupo que recebeu mensagens de texto indicaram o esquecimento como razão (Wang et al., 2014). Os investigadores especulam que as mensagens de texto SMS foram a razão para o aumento da adesão à medicação, uma vez que o esquecimento diminuiu.

Na investigação baseada no Texas que investigou a adesão à medicação para alergias nasais, os doentes admitiram ter sido informados da importância de tomar uma dose diária de um medicamento sujeito a receita médica, mas não se recordaram da advertência sobre a importância clínica de tomar o medicamento diariamente (Wagner et al., 2009). Dos 5.284 inquiridos, cerca de 60 por cento demonstraram uma adesão satisfatória, enquanto 39 por cento disseram que simplesmente se esqueceram de tomar a medicação.

Terceiro tema: Feedback dos doentes por SMS

As comunicações por telemóvel, através de correio de voz ou mensagens de texto, têm proporcionado intervenções para uma série de problemas de saúde, incluindo asma, tabagismo, diálise, ortodontia e serviços ambulatórios aleatórios. Um estudo italiano sugere que estas intervenções produziram uma cornucópia de informações para médicos, administradores e investigadores (Rubrichi, Battistotti, & Quaglini, 2014). A comunicação digital trouxe uma maior adesão aos protocolos médicos, menos faltas às consultas e levou a diagnósticos mais rápidos. Essa comunicação também teve uma influência positiva em questões de saúde, como programas de cessação do tabagismo e gerenciamento de medicamentos.

Os investigadores argumentam que o que está a faltar é uma análise significativa do feedback dos doentes. Este feedback deve ser analisado e a informação deve ser extraída para posterior utilização pelos prestadores de cuidados de saúde para melhor servir os doentes. Vários investigadores observam que as mensagens de texto variam em termos de estilo de sintaxe, abreviaturas e explicitação. Os investigadores estão a estudar metodologias para interpretar a informação extraída. Procedimentos como estes procuram identificar conceitos, tais como: (a) uma apreciação ou desapontamento em relação aos textos, (b) mais pedidos indicando que os textos talvez não fossem tão claros quanto o remetente do prestador de cuidados de saúde poderia ter pensado, (c) que as mensagens não estavam completas, (d) havia erros nas mensagens, e (e) mais pedidos dos pacientes indicando que os textos do prestador de cuidados de saúde deveriam ser mais substantivos.

Esta falta de pormenores pode causar confusão, frustração e, em casos raros, ameaças ao bem-estar da saúde. Enviar uma mensagem de texto com um endereço incompleto sem o número do quarto de um grande hospital pode fazer com que um doente perca uma consulta e o tratamento subsequente. Os erros podem ser distinguidos dos erros repetidos. Por exemplo, quando os doentes afirmam que não é a primeira vez que lhes é dito para se dirigirem a uma clínica que, de facto, não é a mais próxima da sua casa. Muitas vezes, os doentes tiveram de cancelar uma consulta, mas mesmo assim receberam uma mensagem de texto a confirmar essa consulta. Estas respostas, se analisadas adequadamente, criam uma modalidade recíproca em que todas as partes interessadas beneficiam igualmente da troca de informações através de mensagens de texto.

Discussão Questão de investigação dois

Parece haver provas irrefutáveis que apoiam a questão da investigação relativa ao impacto e à utilização de dispositivos digitais, mensagens de texto e redes sociais no que respeita à alergia ao veneno de Hymenoptera. Apesar da falta de investigação neste domínio, existe um conjunto cada vez maior de conhecimentos sobre a eficácia, a necessidade e o futuro das mensagens de texto como parte integrante da gestão das alergias. Já existem programas digitais activos e bem sucedidos, cujos modelos poderiam ser facilmente adaptados aos doentes alérgicos aos venenos de himenópteros. As suas necessidades assemelham-se às dos asmáticos, na medida em que ambos os grupos podem enfrentar episódios de risco de vida em tempo real. Só o facto de uma EpiPen expirar e de poderem ser enviados lembretes de texto aos doentes para renovarem as receitas representa uma oportunidade para aproveitar a influência aparentemente exponencial que a era digital exerceu sobre a medicina e as suas partes interessadas.

Resumo

Este capítulo abrange o mundo biopsicossocial do doente alérgico ao veneno de Hymenoptera. Fala da natureza ecossistémica da cooperação exigida pelos prestadores de cuidados de saúde, educadores, pais e até vizinhos na antecipação e, ao mesmo tempo, na prevenção de um episódio do tipo anafilático. Existe uma forte ligação entre a educação e a adesão. O doente aderente tem mais probabilidades de ouvir e compreender plenamente as implicações de uma picada de inseto, enquanto o indivíduo não aderente está mais em negação e/ou prestou menos atenção ao importante aspeto educativo da gestão desta doença. Em todos os países e culturas, apesar da falta de recursos diretos dedicados a esta doença, estão a ser feitos esforços para capitalizar a era digital e utilizar dispositivos para a melhoria de todos os doentes.

Em comparação com a maioria das doenças, a alergia ao veneno de himenópteros não só é rara, como a ativação de sintomas sistémicos após uma picada ou mordedura de inseto, ou o desencadeamento de um episódio anafilático completo, são acontecimentos que ocorrem esporadicamente e com intervalos de tempo significativos, se é que ocorrem de facto. A extrapolação da investigação para outras respostas alérgicas é, por isso, ainda mais importante na medida em que, quando ocorre uma resposta sistémica ou uma anafilaxia, é fundamental que os imunologistas, os médicos de clínica geral e as famílias estejam a par dos mais recentes avanços tecnológicos que ajudariam a melhorar os resultados destes incidentes e a eliminar as barreiras a uma comunicação mais direta e digital. Estas tentativas de melhorar a qualidade de vida dos doentes resultam, em parte, dos desafios que se colocam às questões da qualidade de vida e da falta de consenso sobre o que constitui uma qualidade de vida aceitável para quem pode estar à beira da morte se for mordido ou picado por um inseto.

CAPÍTULO 5

DISCUSSÃO

Embora exista uma extensa literatura médica sobre as consequências anafiláticas das picadas de insectos, é mínima a investigação que identifica as questões psicossociais que envolvem a gestão da alergia ao veneno de himenópteros. Dadas as restrições que uma alergia potencialmente fatal pode colocar na vida quotidiana, é importante compreender melhor de que forma essas restrições afectam a qualidade de vida de uma pessoa (Bilo et al., 2016; Bond & Pardo, 2016; Nowak, Bazan-Socha, Pulka, Petka, & Latra, 2015). O aumento das intervenções tecnológicas na era digital e a popularidade dos dispositivos celulares como ferramenta de comunicação bidirecional entre os profissionais de saúde e os doentes dão origem a questões positivas e negativas, que têm impacto na gestão da alergia ao veneno de Hymenoptera (Attria et al., 2016; Gordon & Hornbrook, 2016; Hall, Cole-Lewis, & Bernhardt, 2015; Mohammed, Glennerster, & Khan, 2016; Moorhead et al., 2013; Taylor-Rodgers & Batterham, 2014).

Existem protocolos adequados para a prevenção médica e a gestão da alergia ao veneno de Hymenoptera (Lieberman, 2014; Matron, Timms, & Fitzsimons, 2016). No entanto, parece haver uma escassez de literatura na investigação da qualidade de vida relacionada com indivíduos alérgicos a venenos de himenópteros (Bond & Pardo, 2016; Confino-Cohen, Melamed, & Goldberg, 2009; Findeis & Craig, 2014;

Nowak et al., 2015). Esta revisão teórica da literatura tem como objetivo compreender melhor as questões psicossociais e a sua gestão em torno da alergia ao veneno de Hymenoptera na era digital. Isto é completado através de uma análise das ligações entre a condição médica alérgica e as ramificações para a qualidade de vida de um indivíduo, tendo como pano de fundo as seguintes questões de investigação. Em primeiro lugar, como é que a qualidade de vida foi afetada pela alergia ao veneno de Hymenoptera? Em segundo lugar, de que forma o acesso à informação na Internet, nos dispositivos móveis e/ou nas redes sociais afecta a gestão das questões relacionadas com a alergia aos venenos de Hymenoptera?

Este estudo pode ser visto à luz do quadro teórico da vinculação. As relações de vinculação influenciam significativamente a forma como os indivíduos se vêem a si próprios e aos outros, com base no que interiorizaram enquanto crianças (Nowak et al., 2015). Bucci e colegas (2015) afirmam que os ambientes de prestação de cuidados primários estabelecem as bases para futuras relações e criam a capacidade de os indivíduos gerirem ou gerirem mal os níveis de angústia.

Este estudo é uma extensa revisão teórica da literatura que utiliza a técnica hermenêutica. Ao contrário de outros métodos de investigação que procuram uma explicação causal, a hermenêutica é um sistema qualitativo que visa procurar significado através da interpretação da literatura (Kinsella, 2006). Trata-se de um processo contínuo e não linear em que o investigador desconstrói peças de literatura individualmente e depois as escrutina em relação umas às outras (Boell & Cecez-Kecmanovic, 2014;

Kinsella, 2006). Estes segmentos, uma vez unificados através de uma interpretação interdependente, criam uma nova compreensão. A informação é analisada e os temas são categorizados.

Conclusões

Primeira questão de investigação. Como é que a qualidade de vida foi afetada pela alergia ao veneno de Hymenoptera?

As provas apresentadas apoiam a questão de investigação relativa à forma como a qualidade de vida é afetada pela alergia ao veneno de Hymenoptera. Embora a investigação em si forneça a validação das questões de qualidade de vida, também emerge um padrão sistémico e ecossistémico. Os doentes, os prestadores de cuidados de saúde, os educadores e os pais estão todos ligados aos cuidados, à prevenção e à evolução das capacidades dos doentes para lidarem eficazmente com os vários desafios associados a esta alergia. Isto pressagia a consideração de todos os princípios da teoria da vinculação, dado o círculo de indivíduos a quem um doente pode precisar de se ligar para manter o controlo sobre o medo e em quem pode confiar em caso de necessidade médica. Trata-se, por si só, de uma cadeia rara de indivíduos aparentemente desconectados, cada um dos quais está encarregado de sustentar e prolongar a qualidade de vida da pessoa alérgica numa variedade de contextos diversos. A confiança é essencial nesta cadeia.

Questões de qualidade de vida

Os resultados desta questão de investigação relativa a questões de qualidade de vida em doentes com alergias a venenos de himenópteros convergem com vários aspectos da revisão da literatura no Capítulo Dois. É evidente que a maioria das pesquisas publicadas por pares sobre alergias a venenos, concomitantemente com seus focos médicos, enfatizam repetidamente questões de qualidade de vida (Diwakar et al., 2016; Karagol et al., 2015; Rucf'f & Przybilla, 2014). Os clínicos de diferentes culturas também reforçam a importância de os pacientes levarem uma vida plena (Armisen et al., 2015; Du-Toit Prinsloo, Morris, Meyer, & Saayman, 2016; Sin et al., 2016). Os resultados desta questão de investigação fornecem uma ligação inextricável entre qualidade de vida, adesão e cumprimento. Embora a adesão seja um termo mais aceitável, alguns investigadores médicos continuam a utilizar a palavra conformidade. Por conseguinte, uma vez que os termos cumprimento e adesão são utilizados indistintamente na literatura, ambos os termos são também utilizados neste estudo.

Post (2014) afirma que a qualidade de vida é um conceito importante, mas que não existe uma forma única de a definir e conclui que, embora a qualidade de vida deva ter uma definição operacional, não existe clareza quanto ao seu significado exato ou quanto ao que é exigido em diferentes populações de doentes. Esta investigação teórica procura estabelecer quais os critérios de qualidade de vida que foram destacados na literatura como relevantes para as pessoas com alergia ao veneno de Hymenoptera. Não foi encontrada nenhuma definição operacional e/ou teoria unificada que pudesse articular arbitrariamente um conjunto de normas que satisfizessem este objetivo, e a investigação apoia a afirmação de Post.

Intervenções

Cascone e colegas (2017) referem que, para que a imunoterapia com alergénios seja terapeuticamente eficaz, recomenda-se um período de três a cinco anos de tratamentos contínuos. Acredita-se que este curso prescrito de injecções minimiza a gravidade de uma reação a picadas de insectos em populações vulneráveis. Os investigadores também estabeleceram que as caraterísticas demográficas desempenham um papel significativo nos doentes que são tratados com imunoterapia com alergénios para alergias ambientais. Quanto mais jovem for a idade do doente, menor será a probabilidade de este aderir ao tratamento. O género também desempenha um papel importante. As mulheres interrompem a imunoterapia com alergénios em maior número do que os homens. Os pacientes que têm uma história prévia de anafilaxia também têm maior probabilidade de interromper a imunoterapia com alergénios. A revisão da literatura não faz a ligação entre a adesão e as questões de qualidade de vida, que surgem nos resultados do Capítulo Quatro.

Os resultados desta questão de investigação expõem essas ligações e fornecem um sinal para os profissionais e consumidores de que as questões de qualidade de vida, relacionadas com a adesão e o cumprimento, devem ser articuladas de forma mais enfática na fase de educação dos tratamentos. Os resultados desta questão de investigação reforçam as conclusões de Findeis e Craig (2014) relativamente à forma como a imunoterapia com veneno (VIT) tem impacto na vida dos doentes. A qualidade de vida é comparada entre aqueles que tinham uma alergia à picada de abelha, mas sem epinefrina, e aqueles com a mesma alergia que

Os participantes que receberam VIT têm epinefrina e os que têm alergia a picadas de abelha têm VIT. O que eles descobriram é que o grupo que recebeu VIT teve a pontuação mais baixa nas escalas de ansiedade e depressão quando comparado com os outros dois grupos. Este facto é analisado no Capítulo Dois.

A VIT melhora significativamente as pontuações de qualidade de vida do paciente, especialmente entre os participantes do sexo feminino (Findeis & Craig, 2014). O questionário de pré-seleção concebido e utilizado por Cascone e colegas (2017) proporciona uma ligação significativa entre a revisão da literatura e os resultados da questão de investigação. Eles validam a contribuição da VIT para melhorar e proteger a qualidade de vida de um paciente. No entanto, não há qualquer explicação quanto ao papel que o género pode ter desempenhado no impacto das pontuações de qualidade de vida das participantes do sexo feminino.

Poder-se-ia colocar a hipótese de as mulheres se sentirem especialmente aliviadas com os níveis de segurança proporcionados pela VIT e, assim, permitirem-se participar em mais actividades sociais, aumentando o seu afeto geral e a subsequente motivação para socializar. No entanto, Cascone e colegas (2017) constatam que mais mulheres abandonam a imunoterapia. Ironicamente, porém, as razões podem estar tangencialmente ligadas. A imunoterapia exige um compromisso de três a cinco anos. Pode colocar-se a hipótese de as mulheres desistirem porque, apesar de truncarem o curso de imunoterapia, se sentem, de facto, mais seguras, embora com um tratamento incompleto, e/ou porque têm filhos e não conseguem conciliar a carreira, os cuidados primários e a frequência regular da clínica de imunologia.

Ludman e Boyle (2015), analisados no segundo capítulo, reiteram que os pacientes alérgicos a insectos sofrem de sofrimento emocional, diminuindo assim a sua qualidade de vida. Ao investigarem a eficácia e o impacto da VIT na qualidade de vida de indivíduos que sofreram anteriormente anafilaxia, relatam melhorias iguais em indivíduos do sexo masculino e feminino. Não há qualquer referência a uma taxa de desistência feminina, e muito menos a uma taxa de desistência relacionada com o género. O que não aparece nos resultados da pergunta de investigação é se existem diferenças viáveis a nível de atitudes e de assiduidade entre as mulheres que iniciaram a imunoterapia profilaticamente e as que sofreram uma anafilaxia e depois iniciaram a imunoterapia. Os resultados do estudo de Cascone e colegas (2017) não apresentam esta repartição demográfica. A mesma pergunta deve ser feita aos doentes do sexo masculino.

Nannapaneni e colegas (2016) investigam as respostas verbais versus respostas escritas ao rastreio pré-injeção de pacientes em imunoterapia com alergénios, o que também produz informações sobre questões de qualidade de vida subsequentes. A imunoterapia com alergénios é regida por protocolos e diretrizes, um dos quais é o rastreio pré-injeção, um rastreio concebido para minimizar quaisquer riscos associados a reacções adversas induzidas pela imunoterapia. Os investigadores fazem uma anamnese oral e um questionário escrito sobre a gravidez, o historial de alergias, doenças anteriores, doenças e medicamentos actuais. A informação fornecida nas respostas escritas não foi, em muitos casos, revelada nas respostas orais anteriores. Embora não pareça haver uma razão óbvia para estas discrepâncias, estas evidenciam a necessidade de cumprir mais diligentemente com a procura de informação por parte dos prestadores de cuidados de saúde, relativamente à imunoterapia com alergénios.

Dado que muitos dos pacientes que estão a ser pré-selecionados verbalmente podem estar hipervigilantes, ansiosos e presentes em estados de excitação mais elevados, é plausível que os erros verbais possam ter sido consequência de ansiedade grave. O stress e a ansiedade perturbam a concentração. Não inconsequentemente, o esquecimento parece ser inerente à vida de muitos pacientes que sofrem de alergia ao veneno de Hymenoptera (Muglia, Wolff & Weinstein, 2017).

Quando ocorrem reacções adversas evitáveis devido a respostas incompletas e/ou erradas, as consequências médicas, sociais e psicológicas pressagiam uma diminuição da qualidade de vida do doente. Esta diminuição pode ir desde os resultados reais das reacções adversas até ao facto de se evitar, a longo prazo, a continuação do tratamento, desencadeado por reacções adversas sistémicas que poderiam ter sido evitadas. O efeito dominó pode continuar, uma vez que, agora privados da imunoterapia com alergénios, os doentes podem afastar-se social e ambientalmente, prejudicando ainda mais a sua qualidade de vida já afetada.

À primeira vista, parece não haver qualquer ligação entre a revisão da literatura no Capítulo Dois e estas respostas orais, carregadas de omissões, dadas pelos doentes na pré-seleção para imunoterapia. No entanto, após uma análise mais aprofundada, como se viu na revisão da literatura, os indivíduos que permanecem ansiosos por poderem socializar livremente, brincar ao ar livre e viajar sem medo de serem picados estão, compreensivelmente, em estados de excitação mais elevados e provavelmente propensos a uma maior ansiedade (Bilo et al., 2016). Findeis e Craig (2014) afirmam que os pacientes com alergia ao veneno de himenópteros estão intensamente preocupados e ansiosos com a possibilidade de serem picados e com as potenciais consequências dessa picada. Esta hipervigilância pode ser debilitante e tem o potencial de criar um ciclo de feedback circular. Assim, os doentes não só se encontram num estado de medo primário, como também podem desenvolver um medo secundário que depende da ocorrência do seu medo primário.

Educação

Bilo e colegas (2016) sublinham que a alergia à picada de Hymenoptera causa mortes na maioria dos países do mundo. Afirmam que, só no Reino Unido, 67% das pessoas que sofrem uma anafilaxia por picada de inseto pela primeira vez são vítimas mortais. Este facto leva-os a insistir na mais ampla divulgação da educação sobre anafilaxia e intervenções preventivas. Sugerem que não existe uma fórmula fiável que possa ser usada com precisão para calibrar a vulnerabilidade final de um indivíduo à anafilaxia.

Bilo e colegas (2016), tal como referido no Capítulo 2, também lamentam o facto de o pessoal de saúde, os doentes e o pessoal escolar continuarem essencialmente ignorantes no que diz respeito à administração correta da EpiPen. São inflexíveis quanto ao facto de os médicos das urgências e os alergologistas especializados deverem ter melhores sistemas de comunicação. Os autores argumentam que a qualidade de vida de muitos indivíduos alérgicos melhoraria significativamente se todos estes grupos fossem melhor informados sobre esta matéria. Argumentam que existe uma urgência em fornecer esta educação a estes grupos através de várias disciplinas.

Os resultados deste estudo de investigação apoiam e validam o que foi inicialmente encontrado aquando da revisão da literatura. Apenas vinte e três por cento dos médicos de clínica geral do Reino Unido indicam que se sentem clinicamente competentes para gerir medicamente uma reação alérgica em doentes. O Comité de Peritos em Anafilaxia da Austrália Ocidental, que tem representação de médicos de clínica geral, articula uma opinião consensual de que os pediatras, os médicos de família e os enfermeiros necessitam todos de uma formação significativamente melhor em matéria de alergias (Departamento de Saúde, Austrália Ocidental, 2012).

Paek (2009) relata que, em Nova Iorque, foram entrevistados médicos, tanto em formação como em exercício, sobre a EpiPen. Embora admitam que a prescrevem e concordem que se trata de uma intervenção que pode salvar vidas, os resultados são surpreendentes quando se pede aos mesmos médicos que demonstrem a sua utilização. De um grupo de 35 médicos, apenas um conseguiu efetuar todos os passos necessários para a sua utilização adequada.

Patel e Ledford (2016), também analisados no Capítulo Dois, recomendam um componente educacional rigoroso para pacientes em risco de anafilaxia relacionada a insetos. Eles enfatizam a importância da compreensão do paciente sobre o uso da EpiPen na autogestão da alergia ao veneno de Hymenoptera. Afirmam que a adesão a protocolos antes de os indivíduos iniciarem a imunoterapia é importante, embora afecte questões de qualidade de vida.

Os resultados do estudo apoiam estas áreas de preocupação. Muglia e colegas (2017) chamam a atenção para o facto de que, como as picadas de insectos são ocorrências aleatórias, é pouco provável que façam parte da discussão médica durante as consultas de rotina com o médico. A sua investigação centra-se nos veteranos que correm o risco de anafilaxia devido a alergia a venenos. A investigação centra-se nas taxas de acompanhamento que os doentes têm com a clínica de alergias e imunologia, e no sucesso da clínica em ajudar a manter as actuais prescrições de epinefrina. O que se verifica é que uma minoria dos doentes alérgicos a venenos mantém o contacto de acompanhamento com a sua clínica de alergia e imunologia. A maioria dos doentes em risco e/ou que sofrem de anafilaxia tem as suas receitas de epinefrina prescritas ao nível dos cuidados primários.

Muglia e colegas (2017) destacam outro aspeto da paralisia da profilaxia. Postulam que os doentes se esquecem frequentemente da sua alergia ao veneno, devido à pouca frequência de picadas de insectos reais. Afirmam também que a maioria dos doentes não tem conhecimento de que as receitas de epinefrina expiram. Recomendam que os doentes devem ser cuidadosamente instruídos sobre este aspeto da sua EpiPen e, além disso, devem ser melhor informados sobre o facto de que qualquer profissional licenciado para prescrever medicamentos pode prescrever epinefrina.

Lamentando a falta de conhecimento geral sobre a utilização da EpiPen, Bilo e colegas (2016) sugerem que a educação do público, especialmente dos adolescentes vulneráveis, deve ser uma prioridade para que a responsabilidade individual possa ser aproveitada como uma camada adicional de proteção contra riscos futuros. Este facto converge com as opiniões encontradas na revisão da literatura por Mandell e colegas (2005), que identificam os adolescentes como menos propensos a levar a sua EpiPen consigo quando saem de casa. Revelam também que os adolescentes parecem menos cautelosos em relação a uma possível anafilaxia, apresentando níveis mais elevados de evitamento e níveis mais baixos de atenção a estas possíveis ameaças. Embora os resultados do estudo validem a necessidade de educação em todos os grupos demográficos, o estudo não se centra especificamente nos adolescentes e não foi identificado qualquer apoio adicional.

Os resultados desta investigação, ao mesmo tempo que validam a questão de investigação, também destacam lacunas visíveis em algumas das referências no Capítulo Dois relativamente à educação. Na revisão, não há qualquer referência explícita ao prazo de validade de uma EpiPen, ou à abordagem pouco ativa da renovação e manutenção das prescrições actuais por parte de algumas pessoas que sofrem de alergias a venenos. Este destaque para a educação do paciente também está de acordo com os sentimentos de Bond e Pardo (2016), que enfatizam a importância da educação do paciente no tratamento da alergia a venenos de Hymenoptera. Destacam a forma como as questões de qualidade de vida são afectadas pela ansiedade e pela sua subsequente gestão ou má gestão, sublinhando o valor da psicoeducação no tratamento das pessoas que sofrem de alergia a venenos de himenópteros.

Eventos relevantes e emprego. Livsey (2017), tal como analisado no capítulo dois, relata que centenas de milhares de vítimas do furacão Harvey no Texas estavam em risco devido a grandes colónias flutuantes de formigas-de-fogo *(Solenopsis invicta Buren).* Estas pertencem à família Hymenoptera. Solley e colegas (2002) afirmam que a picada deste tipo de formiga pode induzir uma anafilaxia em indivíduos vulneráveis e é particularmente frequente em Brisbane, na Austrália. Livsey (2017) refere ainda que a espécie foi observada pela primeira vez na Austrália em 2001, mas sabe-se que estas formigas se encontram nos Estados Unidos desde a década de 1930.

Nos Estados Unidos, registaram-se numerosas mortes causadas por picadas de formigas vermelhas e, o que é sinistro para as vítimas das cheias do Texas, estas libertam doses significativamente maiores de veneno quando inundadas. Este fator de risco adicional para as pessoas que lutam durante e após as inundações provocadas pelo furacão Irma ilustra a relevância e a importância da educação e da sensibilização para os perigos das espécies de himenópteros, bem como a importância de as equipas de socorro de emergência serem informadas sobre as várias questões relacionadas com a alergia ao veneno de himenópteros.

Os resultados desta questão de investigação apoiam o que foi postulado no Capítulo Dois relativamente a acontecimentos actuais como o furacão Harvey.

Turilazzi e Turilazzi (2017), na sua revisão, fornecem uma atualização da situação mundial de Hymenoptera com ferrão proeminente. Descrevem os problemas que os Hymenoptera, incluindo as formigas-de-fogo, podem ter implicações para a saúde humana em todo o mundo. Concluem que a proliferação de insectos venenosos alergénicos está ligada a questões precipitadas pelas alterações climáticas e pela globalização. Explicam que, devido ao crescimento dos espécimes de himenópteros existentes e à colonização de himenópteros urticantes invasores, devem ser antecipados novos desafios.

Ozaki e colegas (2017), analisados no capítulo 2, também apoiam as afirmações. Referindo-se à medicina de catástrofes e à preparação para a saúde pública, relatam a análise das tendências das picadas de himenópteros após a catástrofe nuclear de 2011 em Fukushima. Verificam que há um aumento gradual das picadas de himenópteros após a catástrofe entre 2011 e 2015, em comparação com o período anterior à catástrofe, sendo os trabalhadores da descontaminação os mais afectados. Os investigadores manifestam a sua preocupação quanto ao impacto da alergia ao veneno de Hymenoptera no ambiente de trabalho.

Após o desastre nuclear de Fukushima, em 2011, concluem que uma melhor monitorização e educação dos trabalhadores ajudaria na identificação e prevenção de picadas de insectos em ambientes de catástrofe (Ozaki et al., 2017). As suas observações são desencadeadas pelo aumento a longo prazo da frequência hospitalar nos primeiros quatro anos após o desastre nuclear de Fukushima, especialmente no sector dos trabalhadores da descontaminação.

Estes trabalhadores estavam expostos a trabalho ao ar livre. Os resultados deste estudo confirmam o impacto considerável que a alergia ao veneno de Hymenoptera pode ter no emprego e nos ambientes de trabalho.

Paolocci, Folletti, Toren, Muzi e Murgia (2014) reiteram que se trata de uma alergia que provoca reacções sistémicas graves e, em *casos extremos,* pode ser fatal. A imunoterapia com alergénios tem evitado muitas fatalidades, anulando cerca de noventa por cento das reacções a picadas em indivíduos afectados. No entanto, ao longo do tempo, tem-se registado uma diminuição significativa da adesão à imunização a longo prazo. Uma das razões é que as consequências de uma anafilaxia por veneno afectam frequentemente o trabalho e a ocupação (Paolocci et al., 2014).

Uma vida habitual e normal inclui uma atividade profissional. Os factores que impedem a capacidade de trabalho de um indivíduo podem resultar em incapacidade profissional e diluir a sua qualidade de vida. A investigação sugere uma associação entre os tipos de ocupação e a incapacidade para o trabalho. Ozaki e colegas (2014), ao referirem-se aos trabalhadores de descontaminação da central nuclear de Fukushima, assinalam os trabalhadores de descontaminação que estão expostos a picadas de himenópteros. Este facto valida ainda mais os resultados deste estudo, em que os trabalhadores com maior probabilidade de serem expostos ao veneno de himenópteros podem afirmar que se trata de uma doença relacionada com o trabalho (Bilo, 2011). As pessoas que trabalham ao ar livre na agricultura e em zonas de assistência em catástrofes são particularmente vulneráveis.

Os resultados do estudo também validam a afirmação de que a imunoterapia com veneno tem um impacto negativo na carreira dos trabalhadores. Paolocci e colegas (2014) afirmam que os indivíduos que fazem imunoterapia com veneno muitas vezes se tornam menos receptivos e/ou complacentes com o tratamento. Inicialmente parecendo contraintuitivo, essa relutância relatada gira em torno do tempo gasto com os procedimentos reais de imunoterapia. Isto custa aos indivíduos salários, oportunidades de carreira e/ou continuidade de tarefas relacionadas com o trabalho. A descontinuidade exclui-os frequentemente das oportunidades de promoção.

Precauções e estratégias a evitar

Bilo e colegas (2016) identificam um importante problema de qualidade de vida no que respeita às prescrições de uma EpiPen. Indicam que os médicos têm de determinar quais os indivíduos, entre aqueles que não sofreram uma anafilaxia, que devem ser portadores de uma EpiPen. Isto cria um dilema. Se se baixar a fasquia para determinar quem deve ter uma EpiPen, isso pode, paradoxalmente, afetar a qualidade de vida, na medida em que esses doentes podem agora acreditar que o facto de terem uma EpiPen confirma que estão em risco elevado de um incidente potencialmente fatal. A consequência não intencional pode incluir uma tendência para uma ansiedade acrescida, um comportamento do tipo recluso e o evitar de actividades ao ar livre e/ou socialização. Os resultados desta investigação não apoiam esta afirmação. Existe uma voz unificada entre os investigadores que exalta as virtudes de o maior número possível de indivíduos possuir pelo menos uma EpiPen como precaução de segurança. No entanto, ainda há necessidade de uma maior compreensão relativamente à EpiPen e às questões de qualidade de vida.

No entanto, Patel, Patel, Sy, Siracusa e Wolff (2017) referem que, no seu estudo sobre a adesão em asmáticos, não existe correlação entre os doentes que transportam um inalador de resgate e as suas pontuações no teste de controlo da asma, com base naqueles que trouxeram o inalador para a clínica e naqueles que não o trouxeram. A sua hipótese de que o porte de um inalador indicaria um maior nível de adesão revelou-se incorrecta. Dezanove dos 20 indivíduos que traziam consigo o inalador demonstraram as técnicas corretas relativas à utilização do inalador. Este trabalho tem implicações potenciais para os doentes alérgicos ao veneno de Hymenoptera, na medida em que o facto de terem uma EpiPen pode não ser necessariamente uma medida de adesão e, nessa medida, o seu lugar no debate sobre adesão e cumprimento merece uma análise mais aprofundada.

Ansiedades e fobias específicas

Bond e Pardo (2016) mencionam que questões de qualidade de vida, incluindo a fobia de lesão por injeção de sangue (BII), podem desempenhar um papel na não adesão e na aversão à imunização (APA, 2013). Os resultados do presente estudo não apoiam a suposição relativa à BII. Na revisão do Capítulo Dois, também se postula que uma fobia especificamente induzida, a agorafobia, precisava de ser explorada relativamente a possíveis comportamentos de evitamento por parte de indivíduos que não querem deixar a segurança percebida da sua casa (Capps, 2012). Os resultados do presente estudo não fornecem informações que apoiem este ponto de vista.

No entanto, o estudo confirma que as pessoas com alergia ao veneno de Hymenoptera sofrem de vários graus de ansiedade. Manassis (2012) cataloga diferentes formas de ansiedade, dependendo das circunstâncias, todas elas presentes na vida das pessoas que sofrem de alergia ao veneno de Hymenoptera. A autora distingue as fases de desenvolvimento, defendendo uma abordagem diferente das ansiedades vividas pelas crianças mais novas em comparação com as vividas pelos adolescentes.

Manassis (2012) afirma que a ansiedade está normalmente associada a crianças em risco de anafilaxia, bem como aos seus pais. As crianças ansiosas sofrem mais de alergias, incluindo as que podem resultar em anafilaxia, uma ansiedade que pode atingir o pico alguns meses após o diagnóstico inicial. Manassis argumenta que esta ansiedade pode ser adaptativa, na medida em que as crianças em risco de anafilaxia devem ser mais prudentes quanto aos riscos que correm. A hiperventilação e o rubor são sintomas tanto de ansiedade como de anafilaxia, e este mimetismo pode criar mais medo e preocupação. Heffner, Kiecolt-Glaser, Glaser, Malarkey e Marshall (2014) também afirmam que a ansiedade e o stress nas pessoas susceptíveis podem desencadear respostas alérgicas agudas após a exposição a alergénios.

Teoria da vinculação

A teoria da vinculação é apoiada pelo tema da adesão e do cumprimento. Edelstein e colegas (2004) estudam a ligação entre os estilos de vinculação auto-reportados pelos pais e a sua subsequente capacidade de resposta emocional no meio de um acontecimento stressante para a criança. Os adultos e as crianças foram observados numa clínica onde estavam a ser administradas vacinas. As reacções das crianças e a reatividade dos pais foram avaliadas. Os investigadores referem que as crianças que se sentiram mais perturbadas durante as vacinas foram aquelas cujos pais se tinham auto-referido como tendo um elevado nível de evitamento da vinculação. Por outro lado, os filhos daqueles que se auto-referiram como tendo baixo nível de evitamento ficaram menos perturbados. O tipo de perturbações mencionado teria implicações na adesão subsequente das crianças aos tratamentos de imunoterapia em curso. O evitamento, por si só, é uma questão fundamental nos doentes alérgicos ao veneno de Hymenoptera, e esta análise dos estilos de vinculação dos pais é tão instrutiva como cautelosa.

A teoria da vinculação é totalmente apoiada pelos resultados do tema da paralisia por anafilaxia. Maunder e Hunter (2001) estudam as formas de calibrar as ligações que ligam a doença a ligações inseguras. Os investigadores referem uma ligação direta entre doenças e padrões de vinculação perturbados. Estes padrões perturbados conduzem a uma maior probabilidade de o indivíduo sucumbir ao stress e a uma forma desadaptativa de procurar assistência médica.

Ciechanowski e colegas (2004) estudam os diabéticos com um estilo de vinculação desdenhoso, que têm uma confiança mínima nos outros e confiam em si próprios. Os investigadores prevêem que, de facto, eles geririam a sua diabetes de forma ineficaz. Estudam as respostas a um inquérito realizado a 4 095 doentes diabéticos. Verificou-se que as pessoas que referem um estilo de vinculação desdenhoso praticam menos exercício físico e cumprem menos a medicação quando comparadas com as que têm um estilo de vinculação seguro.

Mikulciner (1998) afirma que a teoria da vinculação é importante para compreender a capacidade de um indivíduo para lidar com o stress. Belizaire e Fuertes (2011) explicam que o stress desencadeia estilos intrínsecos de vinculação nos indivíduos. Lopez e Brennan (2000) afirmam que, sem uma compreensão sólida da natureza dos laços de vinculação individuais, é difícil antecipar a forma como os indivíduos irão lidar com o stress global ao longo das suas vidas. Dado que muitos indivíduos evitam procurar assistência e/ou cumprir as instruções clínicas, a paralisia da profilaxia reforça a afirmação de Belizaire e Fuertes (2011) de que os indivíduos com ligações mais seguras poderiam gerir o stress, neste caso a alergia ao veneno de Hymenoptera, de forma mais eficaz. Estes autores referem que os indivíduos que experimentam níveis avassaladores de ansiedade relacionada com a vinculação e têm um estilo de vinculação evitante não lidam tão eficazmente com o stress. O stress associado ao comportamento pós-ferrão seria, ao que parece, atenuado pela medida em que o estilo de vinculação do doente afectasse essa resposta ao stress.

As relações bem sucedidas no trabalho são talvez mais críticas agora do que nunca num local de trabalho cada vez mais diversificado. Pietromonaco e colegas (2013) afirmam que a disciplina da psicologia demonstrou a ligação entre factores emocionais e o bem-estar fisiológico de um indivíduo. Ao discutirem a criação do seu modelo teórico que emana da teoria da vinculação, referem que existem implicações significativas para a saúde e a doença em relação à teoria. Salientam também a importância de compreender melhor a forma como as relações íntimas podem ter um impacto positivo ou negativo na saúde individual. Os colegas formam vários graus de laços e ligações no local de trabalho. Quando estes são ameaçados, interrompidos ou fracturados por ausências relacionadas com doenças ou por licenças para tratamentos de imunoterapia, os laços de ligação são enfraquecidos em alguns casos e reforçados noutros. De qualquer forma, o local de trabalho é um lugar de ligações, sejam elas seguras, inseguras, evitantes ou desdenhosas.

É essencial que muitas das questões que rodeiam este estudo sejam vistas através da lente de grande alcance da teoria da vinculação. A teoria da vinculação preocupa-se principalmente com as relações fundamentais entre as crianças e os seus cuidadores primários (Schimmenti & Bifulco, 2015). Subsequentemente, estas relações fundamentais têm impacto na forma como os adultos lidam com os desafios da auto-acalmação e da separação, bem como na forma como os indivíduos se relacionam com os outros (Paetzold et al., 2015). Estas relações são parte integrante da interação humana. A forma como se desenrolam dita o sucesso ou o fracasso das interações dos pacientes com os seus profissionais e prestadores de cuidados de saúde. A teoria da vinculação continua a ser a melhor teoria para fundamentar o estudo.

Estes resultados, observações e interpretações validam as experiências na formação e em contextos profissionais. Reforçam a convicção académica de que as preocupações emocionais da maioria dos pacientes podem ser vistas tendo como pano de fundo a teoria da vinculação. Trabalhando como conselheiro, é evidente como a vinculação é fundamental no estabelecimento de relações interpessoais de confiança, tanto pessoais como profissionais, e as implicações que esses laços de vinculação podem ter na saúde física e mental de uma pessoa. Tem-se observado que as pessoas com estilos de vinculação evitantes são mais susceptíveis de serem menos aderentes às consultas, reuniões de grupo e sessões de aconselhamento individuais. O resultado tem sido que este evitamento nega aos indivíduos os benefícios óptimos dos vários serviços de saúde e cria ainda mais ansiedade e evitamento, na medida em que existem elementos de vergonha e embaraço quando os doentes dão explicações inadequadas para a sua não adesão. Alguns chegam mesmo a recorrer a inverdades flagrantes para justificar a sua falta de cooperação.

Segunda questão de investigação. Como é que o acesso à informação na Internet, nos dispositivos móveis e/ou nas redes sociais afecta a gestão das questões relacionadas com a alergia ao veneno de Hymenoptera?

Parece haver provas suficientes para apoiar a questão da investigação sobre o impacto e a utilização de dispositivos digitais, mensagens de texto e redes sociais relativamente à alergia ao veneno de Hymenoptera. Apesar da falta de investigação neste domínio, existe um conjunto cada vez maior de conhecimentos sobre a eficácia, a necessidade e o futuro das mensagens de texto como parte integrante da gestão das alergias. Já existem programas digitais activos e bem sucedidos, que são o modelo do que poderia ser facilmente adaptado aos doentes com alergia ao veneno de himenópteros. As suas necessidades assemelham-se às dos asmáticos, na medida em que ambos os grupos podem enfrentar episódios de risco de vida em tempo real. O simples facto de uma EpiPen expirar e de poderem ser enviados lembretes de texto aos doentes para renovarem as receitas, só por si, representa uma oportunidade para aproveitar a influência aparentemente exponencial que a era digital tem exercido sobre a medicina e os seus intervenientes.

A literatura sobre a alergia aos venenos de himenópteros refere que se trata de um problema generalizado na maior parte das regiões do mundo. Diferentes culturas abordam o problema da sua própria forma idiossincrática. Estas abordagens culturais variadas, que já se envolveram em experiências tecnológicas, fornecem um quadro útil para aqueles que estão empenhados em remover as barreiras ao progresso digital com indivíduos alérgicos a venenos.

Cibercondria

A investigação não apoia a suposição de que a cibercondria e outros comportamentos motivados pela ansiedade sejam um fator relevante nos doentes com alergia ao veneno de Hymenoptera. Embora não se conheçam na literatura quaisquer publicações referentes à cibercondria e a ansiedades relacionadas, tal não significa que estas condições não existam. É possível que estes doentes recebam informações específicas dos seus prestadores de cuidados de saúde e, embora possam ter pesquisado na Internet, os protocolos existentes são tais que se contentam com os factos apresentados pelos prestadores de cuidados de saúde em clínicas especializadas. No entanto, é necessária uma exploração mais aprofundada.

Redes sociais

Hanson, West, Thackeray, Barnes e Downey (2014) descrevem as redes sociais como tecnologias móveis e baseadas na Web, que transformam a comunicação num processo interativo entre organizações e indivíduos. Fazem um estudo transversal entre pacientes de centros comunitários, no qual procuram prever a utilização das redes sociais. Num estudo com 444 pacientes, referem que as mensagens de texto através de um dispositivo móvel são a forma mais popular de redes sociais utilizada pelos pacientes, seguidas do Facebook. O LinkedIn é o meio social menos preferido. Os pacientes hispânicos, quando comparados com os pacientes caucasianos, referem uma utilização diária mais frequente do Facebook e utilizam uma maior variedade de ferramentas de redes sociais.

Mensagens de texto. O tema da cultura realça o facto de que, embora a ameaça da alergia aos venenos de himenópteros seja quase universal e os diagnósticos possam ser semelhantes, as questões socioeconómicas, as atitudes culturais e a logística representam desafios únicos para cada país. Vergeire-Dalmacion e colegas (2015) sublinham por que razão, em certos grupos culturais, a notificação de reacções adversas a medicamentos com papel e caneta pode, por exemplo, ser superior à notificação por texto. Entre estes incluem-se países onde as questões problemáticas incluem falhas de energia intermitentes, cartões pré-pagos que expiraram e aqueles que, por razões financeiras imediatas, não podem ser recarregados com frequência.

A maior parte da investigação analisada no estudo apoia as afirmações feitas no Capítulo Dois relativamente à popularidade e utilização das mensagens de texto na gestão da saúde. Segundo Bousquet e colegas (2017), a saúde móvel (m-health) na Índia está a liderar o caminho para levar oportunidades, informação e educação a populações díspares. Smith e colegas (2015), ao avaliarem a praticabilidade da utilização da saúde móvel na gestão de doenças cardíacas em Kerala, na Índia, exploram a disponibilidade de telemóveis e as expectativas dos pacientes relativamente à gestão de doenças. Concluíram que as barreiras à utilização de telemóveis incluíam o receio por parte dos profissionais de saúde de que pudessem ser substituídos pela tecnologia e a perceção de que os exames físicos são fundamentais e não há substituto para eles.

Por sua vez, Smith e colegas (2015) concluem que a utilização de telemóveis no contexto da saúde comunitária pode tornar-se uma ferramenta educativa. Os resultados deste estudo são reforçados pela análise da investigação efectuada no Capítulo Dois por Thakkar e colegas (2016). Estes concluem que a utilização de telemóveis como meio educativo aumenta significativamente a adesão à medicação. Do mesmo modo, Kannisto e colegas (2014) sublinham no seu estudo que a utilização de mensagens SMS através de telemóveis melhora consideravelmente os resultados relativos à marcação de consultas e ao cumprimento da medicação. Estas afirmações também foram apoiadas por Smith e

colegas que afirmam que a saúde móvel na Índia poderia ajudar a otimizar os já limitados recursos disponíveis, facilitar as marcações e os lembretes e ultrapassar os desafios das barreiras geográficas.

Em Manila, os investigadores propuseram-se determinar se o serviço de mensagens curtas (SMS), o envio de mensagens de texto, poderia melhorar a notificação de reacções adversas a medicamentos, que tradicionalmente era feita em papel (Vergeire-Dalmacion et al., 2015). Previa-se que, na era digital, a transmissão eletrónica destas reacções adversas a medicamentos se tornaria a norma comunitária. Os investigadores referem que, no período de 12 meses em análise, apenas três relatórios de reacções adversas a medicamentos foram enviados por SMS pelos médicos, em comparação com os 240 relatórios escritos sobre reacções adversas a medicamentos apresentados pelos médicos. Os médicos referem que as interrupções de energia, a expiração dos serviços de telemóveis pré-pagos e a preferência continuada pelo sistema escrito em vigor contribuem para a escassez de notificações por SMS. Além disso, os médicos sentem-se restringidos pelas limitações de expressão das mensagens de texto e preferem a comunicação por escrito de reacções adversas a medicamentos.

Pelo contrário, Vergeire-Dalmacion e colegas (2015) referem que, em 2008, a China instituiu o envio de mensagens de texto para os cuidados farmacológicos dos doentes. Este sistema relacionado com a farmácia alertava os médicos para reacções adversas a medicamentos; recordava os doentes sobre os protocolos de medicação; e fornecia educação sobre medicamentos específicos. As mensagens de texto foram consideradas eficazes na China, tal como no Camboja, onde foram utilizadas para contactar os doentes 48 horas após uma vacinação para verificar se tinham sofrido efeitos adversos. Os investigadores indicam que a taxa de resposta imediata dos doentes foi elevada e que, dos doentes que não responderam de imediato, muitos responderam no prazo de um dia e outros responderam depois de receberem uma mensagem de texto a recordar o facto. Um estudo realizado nos Países Baixos com doentes diabéticos de tipo 2 produziu resultados encorajadores (Vervloet et al., 2012). Os lembretes de texto melhoram a adesão aos protocolos recomendados pelo médico. A intervenção em si é bem tolerada e bem aceite pelos doentes no estudo.

Wang e colegas (2014) referem que a proliferação de telemóveis na maioria dos sectores da sociedade chinesa fez com que o sistema de cuidados de saúde se tornasse cada vez mais dependente das mensagens de texto. Este desenvolvimento optimizou uma comunicação bidirecional entre os médicos e os seus pacientes. As suas conclusões demonstram que um lembrete diário de texto tem dois resultados positivos. Os pacientes relatam uma adesão muito melhor ao seu regime de medicação para a rinite alérgica do que um grupo de controlo que não recebeu lembretes. Ao contrário do grupo de controlo, demonstraram uma redução significativa da sintomatologia. Quando o ensaio terminou, os participantes referiram elevados níveis de satisfação e solicitaram que os lembretes de texto diários continuassem a ser enviados. Estas observações corroboram a investigação apresentada no Capítulo Dois por Kannisto e colegas (2014) relativamente à utilização de mensagens de texto em vários contextos de cuidados de saúde, que demonstrou um aumento de 77% nos resultados relativos ao cumprimento da medicação e à comparência nas consultas.

Wang e colegas (2014) afirmam que a adesão pode ser tanto intencional como não intencional e, paradoxalmente, pode estar presente no mesmo indivíduo. No estudo de Pequim, todos os pacientes participantes foram minuciosamente informados sobre todos os aspectos da doença da rinite alérgica. Apesar desta informação exaustiva, parece insuficiente para obter os níveis necessários de adesão suficientes para melhorar a adesão. Isto indica que é necessária uma abordagem mais intensiva para elevar os níveis de adesão e, ao mesmo tempo, diminuir a não adesão.

As intervenções de texto, enviadas como lembretes diários, potenciaram melhorias significativas nos tratamentos, atribuídas a uma maior adesão aos protocolos (Wang et al., 2014). Estes resultados estabelecem que um lembrete diário enviado por SMS durante, pelo menos, um mês é uma intervenção bem sucedida quando se procura aumentar a adesão à terapêutica de pessoas que sofrem de doenças crónicas, como a alergia ao veneno de Hymenoptera. Esta integração de informações repetitivas na rotina diária dos doentes leva a uma maior valorização da adesão. Estas observações reforçam as afirmações feitas no capítulo dois do presente estudo. Haberer e colegas (2016) relatam resultados mais positivos relativamente à utilização de mensagens de texto nas zonas rurais do Uganda, onde a adesão à medicação para a terapia antirretroviral (TARV) continua a ser um desafio. Sessenta e três pacientes foram envolvidos na investigação. O resultado do estudo é que os textos de lembrete melhoram a adesão às terapias anti-retrovirais.

Além disso, no Capítulo Dois, Depp e colegas (2014) examinam o aumento de um programa de psicoeducação de quatro sessões previamente administrado com mensagens de texto por telemóvel como intervenção em 82 pacientes bipolares. Quando comparados com os pacientes que utilizaram papel e caneta para indicar os seus afectos, os inquiridos do grupo de psicoeducação por telemóvel indicaram que a sua sintomatologia depressiva tinha diminuído drasticamente nos marcadores de seis e doze semanas. Este estudo reforça ainda mais a evidência de que as mensagens de texto podem ser um complemento benéfico para as intervenções de cuidados de saúde.

Este estudo de investigação não encontra apoio para a afirmação de Mohammed e colegas (2016) no Capítulo Dois, que medem o impacto de um alerta bidirecional de medicação por SMS nos resultados do tratamento. O estudo consiste em 2.207 participantes a quem são prescritos medicamentos para uma tuberculose sensível a medicamentos. Os investigadores concluem que a eficácia dos alertas de medicação enviados aos doentes através de mensagens de texto não alterou os resultados do tratamento.

Wang e colegas (2014), em apoio de Wagner e colegas (2009), ao identificarem o esquecimento como um fator de adesão no Capítulo Dois, referem que sessenta por cento dos doentes do grupo de controlo afirmam que o esquecimento é a principal razão para a sua não adesão, enquanto apenas vinte por cento dos indivíduos do grupo que recebe mensagens de texto referem o esquecimento como razão. Os investigadores especulam que as mensagens de texto SMS são a razão para o aumento da adesão à medicação, uma vez que o esquecimento diminui.

As comunicações por telemóvel, através de correio de voz ou mensagens de texto, proporcionaram intervenções para uma série de problemas de saúde, incluindo asma, tabagismo, diálise, ortodontia e serviços ambulatórios aleatórios.

Rubrichi e colegas (2014) sugerem que estas intervenções produziram uma cornucópia de informações para médicos, administradores e investigadores. A comunicação digital trouxe uma maior adesão aos protocolos médicos, menos faltas a consultas e levou a diagnósticos mais rápidos. Esta comunicação também teve uma influência positiva em questões de saúde, como programas de cessação do tabagismo e gestão de medicamentos. Estas afirmações são corroboradas por Kannisto e colegas (2014) e Hofhuis e colegas (2016) no capítulo dois, que referem a importância do feedback dos doentes e das mensagens de texto.

Rubrichi e colegas (2014) argumentam que o que está a faltar é uma análise significativa do feedback dos doentes. Sugerem que este feedback deve ser analisado e que a informação deve ser extraída para posterior utilização pelos prestadores de cuidados de saúde para melhor servir os doentes. Os investigadores observam que as mensagens de texto variam em termos de estilo de sintaxe, abreviaturas e explicitação. Estão a estudar metodologias para interpretar a informação extraída. Procedimentos como estes procuram identificar conceitos, tais como: (a) uma apreciação ou uma deceção em relação aos textos, (b) mais pedidos indicando que os textos talvez não sejam tão claros quanto o remetente possa ter pensado, (c) que as mensagens não estão completas, (d) que há erros nas mensagens e (e) mais pedidos dos pacientes indicando que os textos do prestador de cuidados de saúde deveriam ser mais substantivos.

Esta falta de pormenores pode causar confusão, frustração e, em casos raros, ameaças ao bem-estar da saúde. Enviar uma mensagem de texto com um endereço incompleto sem o número do quarto de um grande hospital pode fazer com que um doente perca uma consulta e o tratamento subsequente. Os erros podem ser distinguidos dos erros repetidos. Por exemplo, quando os doentes afirmam que não é a primeira vez que lhes é dito para se dirigirem a uma clínica que, de facto, não é a mais próxima da sua casa. Os doentes tiveram muitas vezes de cancelar uma consulta, mas continuam a receber uma mensagem de texto a confirmar essa consulta, como se nunca tivessem cancelado. Estas respostas, se analisadas corretamente, criam uma modalidade recíproca em que todas as partes interessadas beneficiam igualmente da troca de informações através de mensagens de texto.

Odeny e colegas (2012) e Mbuagbaw e colegas (2012) demonstram que alguns doentes não gostam de receber mensagens de texto de manhã cedo. Para que este método seja optimizado, os textos devem ser programados para serem enviados a uma hora conveniente para os doentes. A investigação analisada no Capítulo Dois, embora aborde o surgimento positivo das mensagens de texto, não identifica áreas problemáticas, como as horas ideais para os doentes receberem mensagens de texto. Também não aborda a logística de possíveis soluções, uma vez que a adaptação das respostas exige um novo nível de sofisticação tecnológica e de empenhamento por parte dos prestadores de cuidados de saúde.

Internet. A noção de que a Internet desempenha um papel significativo na comunicação entre o doente e os prestadores de cuidados de saúde e/ou as suas instituições é apoiada (Lugo-Fagundo et al., 2016; Nickson & Cadogan, 2014). A investigação indica que as mensagens de texto se tornaram o método de comunicação mais prático, conveniente e eficiente para ajudar a gerir as condições de saúde, como a alergia ao veneno de Hymenoptera. A proliferação de aplicações (apps) contribuiu grandemente para este domínio dinâmico dos telemóveis como, aparentemente, o meio digital de eleição. A proliferação de telemóveis inteligentes, que facilitam o acesso fácil à World Wide Web, permite que o doente utilize a Internet e as mensagens de texto quase em conjunto. Por conseguinte, as aplicações, as pesquisas na Internet e as mensagens de texto fazem todas parte do panorama mais vasto dos meios de comunicação social e, como tal, parecem, em muitos aspectos, ser interdependentes umas das outras. O desafio para os doentes é compreender que a Internet pode ser questionável e, por isso, a divulgação de material relacionado com a saúde tem de ser vista à luz da autenticidade do sítio Web original (Moorhead et al., 2013; Starcevik & Berle, 2014).

Implicações para as pessoas diagnosticadas com alergia ao veneno de himenópteros

A reconhecida escassez de informação e investigação sobre os doentes alérgicos ao veneno de himenópteros não significa que a investigação existente em várias instâncias não seja diretamente aplicável e não possa ser extrapolada para os doentes alérgicos ao veneno de himenópteros. A rinite alérgica é uma doença comum relacionada com alergénios que tem um efeito debilitante na saúde diária de um indivíduo. Tem um impacto na qualidade de vida, na produtividade no trabalho e fracturas uma sensação consistente de bem-estar entre os doentes. Wang e colegas (2014) relatam que esta doença induzida por alergénios continua a ser altamente relevante para os doentes alérgicos ao veneno de Hymenoptera e para os que estão envolvidos nos seus cuidados de saúde. Eles apoiam a afirmação feita no capítulo dois por Thakkar e colegas (2016) de que as mensagens de texto melhoram a adesão à medicação em populações doentes. O SMS tem sido utilizado numa variedade de contextos médicos, principalmente para promover a adesão ao tratamento e reforçar a componente educativa na asma, doenças cardíacas, diabetes e outras doenças crónicas.

Rubrichi e colegas (2014) validam as afirmações do estudo, tal como sugerido no Capítulo Dois, relativamente à utilidade das mensagens de texto nos cuidados de saúde. Os investigadores chegam a um consenso quanto ao facto de os doentes com alergia ao veneno de himenópteros não ficarem isentos deste avanço tecnológico irreversível na era digital (Attai et al., 2016; Lugo-Fagundo et al., 2016; Starcevik & Berle, 2014). Em toda a literatura médica, psicológica e sociológica, existe um consenso profissional quanto à importância de os profissionais de saúde darem maior ênfase à educação dos doentes sobre a alergia ao veneno de himenópteros e as doenças relacionadas com esta, e grande parte desta envolve a comunicação bidirecional entre os profissionais de saúde e os doentes, geralmente através de mensagens de texto. Na sociedade contemporânea, as instituições e os indivíduos são agora mais susceptíveis de utilizar os meios digitais para comunicar informações aos doentes e às suas famílias. Isto facilita a receção de comunicaçao bidirecional e de um feedback inestimável.

Teoria da vinculação

A cultura baseia-se no facto de existir uma ligação intrínseca a uma determinada cultura. Os laços que unem as pessoas de uma cultura semelhante estabelecem as normas dessa infraestrutura social. Na medida em que, na alergia ao veneno de himenópteros, os doentes de culturas diferentes fornecem regimes médicos e/ou canais de comunicação culturalmente relevantes, a teoria da ligação, no seu sentido mais lato, continua a ser uma plataforma integral.

Enquanto o esquecimento é uma forma de distanciamento e, portanto, antitético à teoria da vinculação, e a adesão representa a vinculação, as mensagens de texto são, neste caso, bem apoiadas pelo conceito da teoria da vinculação. As mensagens de texto são uma manifestação tecnológica das relações interpessoais e uma forte forma de vinculação. A teoria das relações de objeto refere-se à pergunta: "Pensa em mim quando não estamos juntos?" As mensagens de texto interactivas podem criar uma sensação de permanência do objeto.

Maunder e Hunter (2001) estudam as formas de calibrar os laços que ligam a doença a ligações inseguras. Os investigadores referem uma ligação direta entre as doenças e os padrões de vinculação perturbados. Estes padrões perturbados conduzem a uma maior probabilidade de o indivíduo sucumbir mais facilmente ao stress e a uma forma desadaptativa de procurar assistência na área da saúde. Feeney (2000) observa que a saúde positiva depende em grande medida do acesso a uma relação interpessoal disponível e de elevado funcionamento. O envio de mensagens de texto alarga certamente os horizontes de ligação de muitos doentes, alguns dos quais sentem uma maior ligação e apego do que na era anterior ao envio de mensagens de texto, na medida em que estão em contacto interativo com os seus prestadores de cuidados de saúde. A capacidade de dar feedback às organizações apenas reforça e aumenta o valor da teoria da vinculação, sustentada pela utilização recíproca das mensagens de texto.

Mais uma vez, é crucial que muitas das questões que rodeiam este estudo sejam vistas através da lente da teoria da vinculação. A teoria da vinculação preocupa-se principalmente com as relações fundamentais entre as crianças e os seus cuidadores primários (Schimmenti & Bifulco, 2015). Subsequentemente, estas relações fundamentais têm impacto na forma como os adultos lidam com os desafios da auto-acalmação e da separação, e na forma como os indivíduos se relacionam com os outros (Paetzold, et al., 2015). Estas relações são parte integrante da interação humana e, muitas vezes, são as razões pelas quais os pacientes têm sucesso ou fracassam nas suas relações com os profissionais e prestadores de cuidados de saúde. Na era das mensagens de texto, a teoria da vinculação expandiu, de facto, o seu alcance, e é possível que a literatura sobre a vinculação ainda não tenha conseguido perceber o impacto que esta comunicação bidirecional tem sobre a vinculação segura, a melhoria das vinculações inseguras ou desdenhosas e a forma como a permanência do objeto é formulada neste contexto de tecnologia emergente.

Estes resultados, observações e interpretações validam as experiências na formação e em contextos profissionais. Reforçam a convicção académica de que a maioria dos problemas dos doentes pode ser vista através da lente de grande angular da vinculação. Trabalhando como conselheiro, é evidente como a vinculação é fundamental no estabelecimento de relações interpessoais de confiança, tanto pessoais como profissionais, e as implicações que esses laços de vinculação podem ter na saúde física e mental de uma pessoa. Constata-se também que o conceito de *vinculação "offaux"* - em que os doentes triangulam as substâncias como figuras de vinculação temporárias - se tornou mais evidente no trabalho com a população de reabilitação de álcool e drogas. É também notório que muitos indivíduos não perdem os seus telemóveis de vista e estão constantemente a verificar se há mensagens de reforço de certas aplicações orientadas para a saúde e, nesta medida, não é demasiado rebuscado ver estes dispositivos móveis como uma espécie de *ligação offaux*, embora de natureza temporária. No caso dos doentes alérgicos ao veneno de himenópteros, seria a ligação a uma figura de ligação segura que, no caso de uma picada de inseto, poderia trazer conforto, conselhos e/ou enviar

assistência médica de emergência no local onde o doente se encontra. A capacidade do telemóvel de permitir que a figura de fixação segura identifique a localização geográfica do paciente torna-se ainda mais importante para aqueles que temem uma picada de inseto quando estão longe de uma base segura.

Implicações para a prática profissional

Este estudo fornece indicações e implicações úteis para a prática profissional. Talvez a recomendação mais profunda para a mudança na prática clínica seja o facto de se saber agora que as mensagens de texto estão a ser utilizadas numa escala muito maior do que talvez tenha sido reconhecido. Muitos clínicos individuais continuam a desconhecer até que ponto a atividade ecossistémica influencia os comportamentos dos doentes. Talvez seja altura de os médicos em nome individual estabelecerem ligações com os sítios Web dos prestadores de cuidados de saúde e estarem mais bem informados sobre a natureza e a medida em que os doentes estão em contacto digital com terceiros prestadores de cuidados de saúde. Aparentemente, os profissionais da área da saúde podem extrair mais informações através das redes sociais do que estão a fazer atualmente.

As mensagens de texto na prática clínica continuam a limitar-se a mensagens sobre horários de consultas e relatórios de incidentes específicos. Este estudo demonstra que há profissionais que estão a captar muito mais dados relativos através de mensagens de texto e de outros meios de comunicação social, como o Facebook. Esta pode ser uma área de informação inexplorada para o médico.

Uma das questões que emerge deste estudo, e que merece a atenção tanto do meio académico como da prática clínica, é o tema emergente do esquecimento do doente. O estereótipo de um doente esquecido pode ser o de um doente em negação, relutante ou resistente. A investigação neste estudo sugere uma franqueza e honestidade que nega as atribuições negativas atribuídas a tais comportamentos. O estudo do esquecimento e da forma como as redes sociais podem ajudar a melhorar esta caraterística humana deve receber mais atenção. Embora se possa argumentar que este subconjunto de doentes com alergia ao veneno de Hymenoptera pode estar em negação e, por isso, o esquecimento se torna uma desculpa, pode ser um ponto de vista demasiado cínico e simplista. Para além das pessoas com declínio cognitivo orgânico, parece que a era da informação domina as pessoas comuns e o que é entendido como incumprimento ou não adesão é, de facto, um esquecimento a que a maioria das pessoas está sujeita. As implicações vão para além das mensagens de texto enviadas pelos prestadores de cuidados de saúde. Se os lembretes de texto podem aumentar a adesão numa área, então podem ser extrapolados para outras áreas e fica em aberto uma área fértil de investigação para saber se, de facto, paradoxalmente, a sobrecarga de informação encoraja o esquecimento à medida que os doentes aprendem a confiar em repetidos avisos digitais.

A investigação também revela o facto de as mensagens de texto se terem tornado um meio quase indispensável para as pessoas com doenças crónicas comunicarem com os prestadores de cuidados de saúde. As pessoas que trabalham com doentes com um estatuto socioeconómico mais baixo têm de estar mais conscientes da privação de saúde que pode ocorrer para aqueles que não podem pagar telemóveis, para aqueles cujos planos são restritos e para aqueles que têm um plano pré-pago, que nem sempre é viável em função das finanças. Há bairros onde o telemóvel nem sempre está disponível. Poderá ser necessário que os académicos e os profissionais clínicos explorem esta questão de forma mais aprofundada, à medida que a utilização aparentemente imparável das comunicações digitais nos cuidados de saúde avança, aparentemente sem parar.

É encorajador notar que os conselheiros e psicoterapeutas competentes estão prontamente equipados para abordar muitas das questões que reforçam as implicações clínicas desta investigação. Em muitos aspectos, os profissionais de saúde mental já são competentes para melhorar a qualidade de vida dos seus clientes e, no caso da população alérgica ao veneno de Hymenoptera, estas competências terapêuticas são inestimáveis. O aparecimento do envolvimento tanto do sistema familiar como do ecossistema nesta doença realça a necessidade de a ver no contexto dos sistemas familiares. Existe um círculo cada vez mais alargado de familiares e profissionais que estão envolvidos direta e indiretamente com o doente. Os médicos que utilizam uma abordagem sistémica podem clarificar e compreender as situações difíceis com que os doentes se confrontam. Desde a explicação da homeostase até à transmissão de técnicas de gestão da ansiedade, os clínicos têm a oportunidade de abordar uma miríade de subtextos que sustentam o quadro clínico.

Os terapeutas que estão familiarizados com as questões da vinculação podem dar um contributo importante na exploração das várias figuras de vinculação na vida de um doente e também na análise do papel das vinculações falsas, como a EpiPen. Os doentes têm relações de vinculação, tanto seguras como inseguras, com a família, amigos, educadores e outras pessoas do seu ecossistema. As pessoas entram e saem da vida dos doentes. Os terapeutas podem ser úteis na explicação do papel da vinculação na vida dos indivíduos e podem criar uma vinculação segura transitória no âmbito da relação terapêutica. Os clínicos não só podem melhorar as questões de qualidade de vida, como também podem desempenhar um papel significativo na manutenção de um equilíbrio emocional quando as questões de qualidade de vida estão ameaçadas.

Recomendações para a investigação

Seguem-se sugestões de futuros tópicos de investigação baseados neste estudo que poderão expandir este campo de conhecimento e/ou que orientarão os estudiosos para novas áreas a explorar. A ênfase da investigação atual sobre a alergia ao veneno de Hymenoptera emana principalmente dos médicos e/ou daqueles que exploram diligentemente a interface entre a medicina e o comportamento diretamente relacionado com a doença. Isso explica o trabalho legítimo realizado, por exemplo, sobre a adesão e o uso correto da EpiPen (Bilo et al., 2016).

A investigação futura poderá querer determinar se os doentes não cumpridores sofrem, de facto, de fobia de lesão por injeção no sangue (BII) e de que forma isso pode afetar as atitudes dos doentes em relação à utilização da EpiPen (Bond & Pardo, 2016). Embora a injeção direta de epinefrina seja o padrão de ouro em resposta a um evento venenoso, é possível que a indústria farmacêutica venha a criar alternativas sublinguais solúveis. Este método parenteral já está a ser testado com a imunoterapia com veneno, não por causa da fobia da BII, mas por causa do tempo que os doentes demoram a ir às clínicas. Paolocci e colegas (2014) relatam que, para limitar o tempo dedicado à imunoterapia pelos indivíduos, estão a ser exploradas novas vias de administração. No entanto, o subtexto desta objeção ao chamado "tempo" pode ser um subconjunto de doentes que têm fobia de BII. Não há pesquisas disponíveis que sugiram que os pacientes alérgicos a venenos de himenópteros tenham sido objeto de investigação sobre este tema. Patel e colegas (2017) demonstraram que não havia correlação entre o porte de um inalador de resgate para asmáticos e o controlo efetivo da asma. A investigação futura deve também centrar-se no contributo da posse de uma EpiPen para a perceção do doente sobre o seu locus de controlo.

É necessária mais investigação para explorar a razão pela qual as mulheres têm maior probabilidade de abandonar a VIT mais cedo do que os homens. Cascone e colegas (2017) concluem que há mais mulheres a abandonar a imunoterapia do que homens. Ironicamente, as razões podem estar tangencialmente ligadas. A imunoterapia exige um compromisso de três a cinco anos. As áreas de investigação poderiam incluir se as mulheres são sobrecarregadas com uma parte desigual da atividade doméstica e, em conjunto com as que têm filhos e/ou que estão empregadas, podem sentir que, para se manterem na escada profissional, não podem ser vistas a tirar tempo para procedimentos médicos. Incluindo as mulheres que não têm filhos, uma investigação mais aprofundada poderá querer averiguar se, em vez de se tratar de procedimentos médicos, as mulheres poderão ter possíveis ansiedades em relação à ausência do trabalho.

A investigação não atribui a relutância em sair de casa ou da vizinhança, por parte das pessoas em risco de anafilaxia relacionada com picadas de insectos, a qualquer manifestação de agorafobia. A questão para investigação futura é se existe alguma forma de agorafobia reactiva com esta doença (Bond & Pardo, 2016). A investigação deve averiguar se a agorafobia se desenvolve juntamente com a doença e, após a conclusão da imunoterapia com veneno, se a agorafobia permanece como um comportamento aprendido.

Seria útil compreender melhor o impacto do estatuto socioeconómico e dos padrões de literacia na conceção e implementação de comunicações de saúde baseadas em texto. Depp e colegas (2015) analisam o aumento de um programa de psicoeducação de quatro sessões previamente administrado com subsequentes mensagens de telemóvel como uma intervenção com 82 pacientes bipolares. Quando comparados com os pacientes que utilizaram papel e caneta para indicar o seu afeto, os inquiridos do grupo de psicoeducação aumentada indicaram que os seus sintomas de depressão diminuíram drasticamente nos marcadores de seis e doze semanas. Este facto reforça a evidência de que as mensagens de texto podem ser um complemento benéfico para os cuidados de saúde

intervenções. Assim, o que é necessário em investigação futura é alguma calibração do impacto que a não utilização do telemóvel, ou a utilização limitada do telemóvel, pode ter nos doentes numa população clínica semelhante, onde outros têm acesso ilimitado ao telemóvel.

É necessária mais investigação sobre a utilidade das aplicações móveis (apps). Hofhuis e colegas (2016) relatam o desenvolvimento de uma aplicação móvel educativa destinada a aumentar o conhecimento da comunidade nos Países Baixos sobre carraças, picadas e doença de Lyme. Os autores atribuem o desenvolvimento desta intervenção à falta de informação sobre prevenção disponível publicamente. O público indica que esta aplicação os lembra de verificar a existência de carraças na pele com muito mais regularidade do que faziam anteriormente. A investigação sugere que também estão mais conscientes dos resultados positivos de serem hipervigilantes em relação aos perigos inerentes à doença de Lyme. Seria útil compreender melhor como manter os resultados positivos a longo prazo das intervenções sem fios, dada a insustentabilidade destes resultados sem medidas repetitivas (Hofhuis et al., 2016).

Conclusões

Esta investigação dá um contributo útil e importante para a nossa compreensão das questões relacionadas com a alergia ao veneno de himenópteros. Há pessoas cujas vidas, ou as vidas de membros da família, são gravemente afectadas por picadas de insectos. Se for picado, a possibilidade subsequente de sintomatologia sistémica e/ou anafilaxia gera fases de ansiedade, que variam em gravidade. Para os não iniciados, o zumbido das abelhas e o rodopio das vespas são meras manifestações da natureza. Pelo contrário, há indivíduos que vivem nas torres gémeas do medo e do perigo e compreendem perfeitamente as toxinas que pairam por cima e à volta. Muitas pessoas vivem na negação da possível gravidade de uma picada.

Dado que a alergia a venenos de himenópteros é um problema universal, continua a ser um desafio divulgar informações a nível mundial. Ko e colegas (2015) relatam reacções bifásicas. Trata-se da ocorrência de uma anafilaxia no prazo de sete dias após a resolução da reação inicial, sem qualquer outra exposição do doente ao agente portador da toxina. Assim, no espaço de poucos dias, um indivíduo confiante pode ter passado de uma pessoa despreocupada e feliz para uma pessoa cheia de ansiedade e apreensão. Existe também a possibilidade de o indivíduo não estar ciente de que existe a possibilidade de uma resposta alérgica de início retardado. Este facto tem implicações graves para a saúde mental e física do doente.

Stineman e Streim (2011) argumentam que as matrizes biomédicas e psicossociais contemporâneas sobre as quais assenta a medicina moderna são deficientes na resposta às necessidades daqueles que estão normalmente sob os cuidados do pessoal médico. Emanando do modelo fundacional biopsicossocial, o modelo biopsicoecológico promove uma visão mais abrangente da doença, da limitação da atividade e da restrição da participação no nexo entre o indivíduo e o ambiente (Stineman, Ross, Maislin, & Gray, 2007). Dado o impacto potencialmente inibidor da doença alérgica ao veneno de Hymenoptera, os aspectos da teoria do paradigma biopsico-ecológico merecem ser considerados e integrados nesta discussão. De facto, esta teoria deve fazer parte de uma nova abordagem integrada para os cuidados, a manutenção e a compreensão da alergia aos venenos de Hymenoptera.

Stineman e Streim (2011) afirmam que a teoria do paradigma bio-psico-ecológico reconhece que a doença e a lesão envolvem tanto a mente como o corpo. No entanto, os ambientes sociais estão repletos de factores que podem ajudar a curar ou exacerbar as condições médicas. Os investigadores entendem que, ao promover a Integração Saúde-Ambiente (IAS), as incapacidades podem ser minimizadas quando os doentes são encorajados a integrarem-se tanto no seu ambiente físico como nos membros dos seus grupos sociais. As implicações para as pessoas com alergia ao veneno de Hymenoptera que temem o ambiente e que, consequentemente, se afastam das actividades sociais, são múltiplas. Embora alguns aspectos desta teoria possam parecer distantes dos problemas enfrentados pelas pessoas que sofrem de alergia ao veneno de Hymenoptera, existem princípios fundamentais que, se adaptados a esta doença, podem criar oportunidades tanto para a extensão desta teoria como para a sua intrusão positiva na gestão da alergia ao veneno de Hymenoptera, bem como de outras doenças alérgicas.

A teoria do paradigma bio-psico-ecológico tem implicações significativas para as pessoas com alergia ao veneno de Hymenoptera. Os indivíduos com problemas de saúde são mais capazes de se curar quando interagem com o seu ambiente e formam grupos sociais. O subtexto deste facto é que as lesões e as doenças envolvem tanto a mente como o corpo. A cura não se restringe aos gabinetes do pessoal médico. É, de facto, um processo integrativo.

Ao postular um modelo integrador, este estudo reconhece que uma miscelânea de profissionais tem estado a trabalhar isoladamente em esforços genuínos para trazer uma melhor compreensão desta doença. Na procura de uma teoria mais unificada, deve acreditar-se que, com o aumento acentuado da anafilaxia, um estudo como este serviu, à sua maneira modesta, para realçar as questões multifacetadas que enfrentam as pessoas com alergia ao veneno de himenópteros (Ko et al., 2015). Ao fazê-lo, lança uma pequena luz num canto, por vezes, escuro e esquecido do sofrimento humano.

REFERÊNCIAS

Alfaya, A. T., Soriano, G. V., Soto, M. T., Vega, C. A., Vega, G. J., Alonso, L., & Marques, A. L. (2017). Questões-chave na alergia a venenos de Hymenoptera: Uma atualização. *Journal of Investigational Allergology & Clinical Immunology*, *27*(1), 19. http://dx.doi.org/10.18176/jiaci.0123

Alhojailan, M. I. (2012). Thematic analysis: Uma revisão crítica do seu processo e avaliação. *West East Journal of Social Sciences*, *1*(1), 39-47. Obtido em http://www.westeastinstitute.com/journals/wp-content/uploads/2013/02/4-Mohammed-Ibrahim-Alhojailan-Full-Paper-Thematic-Analysis-A-Critical-Review-Of-Its-Process-And-Evaluation.pdf

Associação Americana de Psiquiatria. (2013). *Manual de diagnóstico e estatística das perturbações mentais* (5ª ed.). Arlington, VA: American Psychiatric Publishing.

Anandkumar, S. (2015). Efeito da educação em neurociência da dor e agulhamento seco na dor crónica do cotovelo como resultado da cibercondria: Um relato de caso. *Physiotherapy Theory and Practice*, *31*(3), 207-213. http://dx.doi.org/10.3109/09593985.2014.989296

Armisen, M., Guspi, R., Alfaya, T., Cruz, S., Fernandez, S., Dominguez-Noche, C., ... & Vega, A. (2015). Validação transversal de um questionário de qualidade de vida em espanhol para pacientes alérgicos ao veneno de himenópteros. *Revista de Investigational Allergology & Clinical Immunology*, *25*(3), 176-182. Recuperado de https://www.repositoriosalud.es/jspui/bitstream/10668/2344/1/ArmisenM_Cr ossSectionalValidation.pdf

Armstrong, A. W., Idriss, N. Z., & Kim, R. H. (2011). Efeitos da educação online baseada em vídeo sobre os resultados comportamentais e de conhecimento no uso de protetor solar: A randomized controlled trial. *Patient Education and Counseling*, *83*(2), 273277. http://dx.doi.org/10.1016/j.pec.2010.04.033

Attai, D. J., Sedrak, M. S., Katz, M. S., Thompson, M. A., Anderson, P. F., Kesselheim, J. C., ... & Dizon, D. S. (2016). Redes sociais no tratamento do cancro: Destaques, desafios e oportunidades. *Future Oncology*, *12*(13), 15491552. http://dx.doi.org/10.2217/fon-2016-0065

Baumgartner, S. E., & Hartmann, T. (2011). The role of health anxiety in online health information search. *CyberPsychology, Behavior & Social Networking*, *14*(10), 613-618. http://dx.doi.org/10.1089/cyber.2010.0425

Baym, N. K. (2015). *Conexões pessoais na era digital* (2ª ed.). [Polity Press]. Recuperado de https://books-google-com.proxy1.calsouthern.edu/books?hl=pt&lr=&id=4_1RCgAAQBAJ&oi=f nd&pg=PT6&dq=digital+age&ots=PTrU3uXYHp&sig=1zL-

rb3VelyXA- bpJZPuM2vBGSo#v=onepage&q=digital%20age&f=false

Beck, F., Richard, J. B., Nguyen-Thanh, V., Montagni, I., Parizot, I., & Renahy, E. (2014). Utilização da Internet como recurso de informação sobre saúde entre os jovens adultos franceses: Resultados de um estudo representativo a nível nacional. *Journal of Medical Internet Research, 16*(5). http://dx.doi.org/10.2196/jmir.2934

Belizaire, L. S., & Fuertes, J. N. (2011). Apego, enfrentamento, estresse aculturativo e qualidade de vida entre os imigrantes haitianos. *Journal of Counseling & Development, 89*(1), 89-97. Recuperado de http://web.a.ebscohost.com.proxy1.calsouthern.edu/ehost/pdfviewer/pdfvi ew er?vid=1&sid=c3055543-312b-4cba-88f1-035e6412d454%40sessionmgr4007

Bellanti, J. A., & Settipane, R. A. (2014). Questões de qualidade de vida que vão desde o fardo das alergias oculares e nasais até à ansiedade associada à necessidade de transportar epinefrina auto-injetável para a alergia a picadas de insectos. *Allergy and Asthma Proceedings, 35*(3), 195-196. http://dx.doi.org/10.2500/aap.2014.34.3763

Bessiere, K., Pressman, S., Kiesler, S., & Kraut, R. (2010). Efeitos da utilização da Internet na saúde e na depressão: Um estudo longitudinal. *Journal of Medical Internet Research, 12*(1), e6. http://dx.doi.org/10.2196/jmir.1149

Bilo, M. B. (2011). Anafilaxia causada por picadas de Hymenoptera: De da epidemiologia ao tratamento. *Allergy*, *66*(95), 35-37. http://dx.doi.org/10.1111/j.1398-9995.2011.02630.x

Bild, M. B., Cichocka-Jarosz, E., Pumphrey, R., Oude-Elberink, J. N., Lange, J., Jakob, T., ... & Rucf'f, F. (2016). Automedicação de reações anafiláticas devido a picadas de Hymenoptera: Uma Declaração de Consenso da Task Force da EACCI. *European Journal of Allergy and Clinical Immunology*, *71*(7), 931-943. http://dx.doi.org/10.1111/all.12908

Boell, S. K., & Cecez-Kecmanovic, D. (2014). Uma abordagem hermenêutica para a realização de revisões e pesquisas de literatura. *Comunicações da Associação de Sistemas de Informação*, *34*(12), 257-286. Recuperado de http://aisel.aisnet.org/cais

Bond, S., & Pardo, N. (2016). Ansiedade, impactos neurológicos e outras questões cognitivas, de diagnóstico e de tratamento em torno das picadas de vespas europeias. *Revista de Ciências Psicológicas*, *2*(3), 114-123.

Bousquet, J., Caimmi, D. P., Bedbrook, A., Bewick, M., Hellings, P. W., Devillier, P., ... & Zuberbier, T. (2017). Estudo piloto da tecnologia de telefonia móvel na rinite alérgica em países europeus: O estudo MASK-rhinitis. *Allergy*, *72*(6), 857-865. http://dx.doi.org/10.1111/all.13125

Boyle, R. J., Elremeli, M., Hockenhull, J., Cherry, M., Bulsara, M. K., Daniels, M.,

& Oude Elberink, J. N. (2012). Imunoterapia para a prevenção de doenças alérgicas

reacções a picadas de insectos. *Base de dados Cochrane de Revisões Sistemáticas*, *10*.

http://dx.doi.org/10.1002/14651858.CD008838.pub2

Bretherton, I. (1992). As origens da teoria da vinculação: John Bowlby e Mary Ainsworth. *Psicologia do Desenvolvimento*, *28*(5), 759-775. Obtido de http://cmapspublic2.ihmc.us/rid=1LQX400NM-RBVKH9-1KL6/the%20origins%20of%20attachment%20theory%20john%20bowlby% 20and_mary_ainsworth.pdf

Bucci, S., Roberts, N. H., Danquah, A. N., & Berry, K. (2015). Usando a teoria do apego para informar a conceção e prestação de serviços de saúde mental: Uma revisão sistemática da literatura. *Psicologia e Psicoterapia: Theory, Research, and Practice*, *88*, 1-20. http://dx.doi.org/10.1111/papt.12029

Universidade do Sul da Califórnia. (2017). Encontrar um artigo. Recuperado de https://learners.calsouthern.edu/Library/Default.aspx?pageType=DW&paren t_id=108

Cannuscio, C. C., Dupuis, R., Graves, A., Seymour, J. W., Kounaves, S., Strupp, E., ... Meisel, Z. F. (2015). Uma intervenção de economia comportamental para incentivar o transporte de epinefrina entre adultos alérgicos a alimentos: Um ensaio clínico randomizado e controlado. *Annals of Allergy, Asthma, & Immunology*, *115*(3), 234-240. http://dx.doi.org/10.1016/j.anai.2015.05.018

Capps, D. (2012). A parábola do esquilo: Aliviando a ansiedade da agorafobia. *Pastoral Psychology*, *61*(4), 589-602. http://dx.doi.org/10.1007/s11089-011-0423-y

Cascale, T. B., & Burks, A. W. (2014). Hipersensibilidade de Hymenoptera-sting. *New England Journal of Medicine, 370*, 1432-1439. http://dx.doi.org/10.1056/NEJMcp1302681

Cascone, N., Petrov, A., Rosenberg, S. L., & Fajt, M. L. (2017). Factores que influenciam o cumprimento da imunoterapia com alergénios. *Journal of Allergy and Clinical Immunology, 139*(2), AB79. http://dx.doi.org/10.1016/j.jaci.2016.12.212

Cichocka-Jarosz, E., Sanak, M., Szczeklik, A., Brzyski, P., & Pietrzyk, J. J. (2014). Impacto da alergia ao veneno de Hymenoptera e os efeitos da imunoterapia específica com veneno nos metabólitos de mastócitos em crianças sensibilizadas. *Anais de Medicina Agrícola e Ambiental, 21*(2), 294-301. http://dx.doi.org/10.5604/1232-1966.1108594

Ciechanowski, P., Russo, J., Katon, W., Von Korff, M., Ludman, E., Lin, E., ... & Bush, T. (2004). Influência do estilo de vinculação do paciente no autocuidado e nos resultados da diabetes. *Psychosomatic Medicine, 66*, 720-728. Obtido em https://pdfs.semanticscholar.org/f4ff/5babd596717f544adc47abb9566652 112 122.pdf

Clarke, V., & Braun, V. (2014). Análise temática. Em A. C. Michalos (Ed.), *Encyclopaedia of Quality of Life and Well-Being Research* (pp. 6626-6628). Dordrecht, Países Baixos: Springer.

Confino-Cohen, R., Melamed, S., & Goldberg, A. (2009). Debilitating beliefs and emotional distress in patients given immunotherapy for insect sting allergy (Crenças debilitantes e sofrimento emocional em pacientes que recebem imunoterapia para alergia a picadas de insectos):

Um estudo prospetivo. *Actas de Alergia e Asma*, *30*(5), 546-551. Obtido de

http://proxy1.calsouthern.edu/login?url=http://search.proquest.com.proxy1.calsouthern.edu/docview/231693081?accountid=35183

Craske, M. G., Treanor, M., Conway, C. C., Zbozinek, T., & Vervliet, B. (2014). Maximizando a terapia de exposição: Uma abordagem de aprendizagem inibitória. *Pesquisa e terapia do comportamento*, *58*, 10-23.

http://dx.doi.org/10.1016/j.brat.2014.04.006

Decker, W. W., Campbell, R. L., Manivannan, V., Luke, A., Sauver, J. L., Weaver, A., ... & Li, J. T. (2008). A etiologia e a incidência de anafilaxia em Rochester, Minnesota: Um relatório do Projeto de Epidemiologia de Rochester. *Journal of Allergy and Clinical Immunology*, *122*(6), 1161-1165.

http://dx.doi.org/10.1016/j.jaci.2008.09.043

Departamento de Saúde, Austrália Ocidental. (2012). Modelo de cuidados de anafilaxia para WA. Obtido de

http://ww2.health.wa.gov.au/~/media/Files/Corporate/general%20docume

nts
/Health%20Networks/Infections%20and%20immunology/PDF/Anaphylaxis- Model-of-Care-for-WA.pdf

Depp, C. A., Ceglowski, J., Wang, V. C., Yaghouti, F., Mausbach, B. T., Thompson, W. K., & Granholm, E. L. (2015). Aumentar a psicoeducação com uma intervenção móvel para o transtorno bipolar: Um ensaio clínico randomizado. *Journal of Affective Disorders*, *174*, 23-30. http://dx.doi.org/10.1016/j.jad.2014.10.053

Diwaker, L., Ewan, P., Huber, P. A., Clark, A., Nasser, S., & Krishna, M. T. (2016). O impacto das diretrizes nacionais na prática de imunoterapia com veneno no Reino Unido. *Clinical & Experimental Allergy*, *46*(5), 749-753. http://dx.doi.org/10.1111/cea.12728

Dobransky, K., & Hargittai, E. (2016). Potencial não realizado: Exploring the digital disability divide. *Poetics*, *58*, 18-28. http://dx.doi.org/10.1016/j.poetic.2016.08.003

du Toit-Prinsloo, L., Morris, N. K., Meyer, P., & Saayman, G. (2016). Mortes por picadas de abelha: Um relatório de três casos de Pretória, África do Sul. *Ciência Forense, Medicina e Patologia*, *12*(1), 81-85. Obtido em http://www.repository.up.ac.za/dspace/bitstream/handle/2263/51858/DuToit Prinsloo_Deaths_2016.pdf?sequence=1

Edelstein, R. S., Alexander, K. W., Shaver, P. R., Schaaf, J. M., Quas, J. A., Lovas, G. S., & Goodman, G. S. (2004). Estilo de vinculação do adulto e parentalidade

capacidade de resposta durante um acontecimento stressante. *Vinculação e desenvolvimento humano*,

6(1), 31-52. http://dx.doi.org/10.1080/14616730310000l659584

Esbj0rn, B. H., Pedersen, S. H., Daniel, S. I., Hald, H. H., Holm, J. M., & Steele,

H.

(2013). Níveis de ansiedade em crianças clinicamente encaminhadas e seus pais: Examinar a influência única dos estilos de vinculação auto-relatados e do funcionamento reflexivo baseado em entrevistas em mães e pais. *British Journal of Clinical Psychology*, *52*(4), 394-407. http://dx.doi.org/10.1111/bjc.12024

Feeney, J. A. (2000). Implications of attachment style for patterns of health and illness (Implicações do estilo de vinculação para os padrões de saúde e doença). *Child: Care, Health and Development*, *26*(4), 277-288. http://dx.doi.org/10.1046/j.1365-2214.2000.00146.x

Fereday, J., & Muir-Cochrane, E. (2006). Demonstração de rigor através da análise temática: Uma abordagem híbrida de codificação indutiva e dedutiva e desenvolvimento de temas. *International Journal of Qualitative Methods*, *5*(1), 80-92. http://dx.doi.org/10.1177/160940690600500107

Fergus, T. A., & Spada, M. M. (2017). Cyberchondria: Examinando relações com o uso problemático da internet e crenças metacognitivas. *Psicologia Clínica e Psicoterapia*, 1-9. http://dx.doi.org/10.1002/cpp.2102

Fernandez, K. M., Srikant, R. G., & Shyamala, G. (2014). Insuficiência renal aguda e infarto do miocárdio silencioso após múltiplas picadas de abelha. *Indiano*

Jornal de Prática Clínica, 24(8), 742-745. Recuperado de http://imsear.hellis.org/handle/123456789/182917

Findeis, S., & Craig, T. (2014). A relação entre o tratamento de alergia a picadas de insetos e a ansiedade e depressão do paciente. *Allergy & Asthma Proceedings, 35*(3), 260-264. http://dx.doi.org/10.2500/aap.2014.35.3751

Fink, A. (2014). *Conduzindo revisões de literatura de pesquisa: Da internet para o papel* (4th ed.). Thousand Oaks, CA: Sage.

Fischer, J., Feidt, A., Giel, K. E., Martens, U., Zipfel, S., Biedermann, T., & Teufel, M. (2011). Qualidade de vida na alergia ao veneno de vespa - Validação da versão alemã do "Vespid Allergy Quality of Life Questionnaire" (VQLQ-d).

Jornal da Sociedade Alemã de Dermatologia, 9(5), 379-385.

http://dx.doi.org/10.1111/j.1610-0387.2011.07622.x

Fischer, J., Teufel, M., Feidt, A., Giel, K. E., Zipfel, S., & Biedermann, T. (2013). O desafio tolerado de picada de vespa melhora a qualidade de vida relacionada à saúde em pacientes alérgicos ao veneno de vespa. *Journal of Allergy and Clinical Immunology, 132*(2), 489-490.

http://dx.doi.org/10.1016/j.jaci.2013.03.010show

Fitton, V. A. (2012). Teoria da vinculação: História, investigação e prática. *Psychoanalytic Social Work*, *19*(1-2), 121-143. http://dx.doi.org/10.1080/15228878.2012.666491

Fonagy, P., Luyten, P., & Strathearn, L. (2011). Transtorno de personalidade borderline, mentalização e a neurobiologia do apego. *Infant Mental Health Journal*, *32*(1), 47-69. http://dx.doi.org/10.1002/imhj.20283

Golden, D. B. (2007). Insect sting anaphylaxis. *Immunology and Allergy Clinics of North America*, *27*(2), 261-vii. http://dx.doi.org/10.1016/j.iac.2007.03.008

Golden, D. B. (2015). Anafilaxia a picadas de insetos. *Clínicas de Imunologia e Alergia da América do Norte*, *35*(2), 287-302. http://dx.doi.org/10.1016/j.iac.2015.01.007

Gordon, N. P., & Hornbrook, M. C. (2016). Diferenças no acesso e nas preferências de utilização de portais de pacientes e outras tecnologias de saúde em linha com base na raça, etnia e idade: Uma base de dados e um estudo de inquérito a idosos de um grande plano de saúde. *Journal of Medical Internet Research*, *18*(3). http://dx.doi.org/10.2196/jmir.5105

Haberer, J. E., Musiimenta, A., Atukunda, E. C., Musinguzi, N., Wyatt, M. A., Ware, N. C., & Bangsberg, D. R. (2016). Lembretes de serviço de mensagens curtas (SMS) e monitoramento de adesão em tempo real melhoram a adesão à terapia antirretroviral na zona rural de Uganda.

AIDS, *30*(8), 1295-1299. http://dx.doi.org/10.1097/QAD.0000000000001021

Hall, A. K., Cole-Lewis, H., & Bernhardt, J. M. (2015). Mensagens de texto móveis para saúde: A systematic review of reviews. *Revista Anual de Saúde Pública*, *36*, 393-415. http://dx.doi.org/10.1146/annurev-publhealth-031914-122855

Hanson, C. L., West, J., Thackeray, R., Barnes, M. D., & Downey, J. (2014). Compreender e prever a utilização das redes sociais entre os pacientes de centros de saúde comunitários: A cross-sectional survey. *Jornal da Internet Médica Research*, *16*(11), 1-10. http://dx.doi.org/10.2196/jmir.3373

Heffner, K., Kiecolt-Glaser, J. K., Glaser, R., Malarkey, W. B., & Marshall, G. D. (2014). Efeitos do stress e da ansiedade nas respostas positivas aos testes cutâneos em adultos jovens com rinite alérgica. *Annals of Allergy, Asthma, & Immunology*, *113*(1), 13-18. http://dx.doi.org/10.1016/j.anai.2014.03.008

Hill, J. (2015, 21 de abril). *Como usar a biblioteca com Jennifer Hill* [ficheiro WebEx]. Recuperado de https://www.yammer.com/my.calsouthern.edu/#/threads/inGroup?type=in

_gr oup&feedId=5500035

Hofhuis, A., Bennema, S., Harms, M., van Vliet, A. J., Takken, W., van den Wijngaard, C. C., & van Pelt, W. (2016). Diminuição das consultas sobre picadas de carrapatos e estabilização da borreliose de Lyme precoce na Holanda em 2014 após

15 anos de aumento contínuo. *BMC Saúde Pública*, *16*(425), 1-6.

http://dx.doi.org/10.1186/s12889-016-3105-y

Islam, S. M., Lechner, A., Ferrari, U., Froeschl, G., Alam, D. S., Holle, R., ... Niessen, L. W. (2014). Intervenção por telemóvel para aumentar a adesão ao tratamento da diabetes tipo 2 numa zona urbana do Bangladesh: Protocolo para um ensaio aleatório controlado. *BioMed Central*, *14*(586), 1-9.

http://dx.doi.org/10.1186/s12913-014-0586-1

Kafle, N. P. (2011). Método de investigação fenomenológica hermenêutica simplificado.

Bodhi: An Interdisciplinary Journal, *5*, 181-200. Recuperado de

https://www.nepjol.info/index.php/BOHDI/article/viewFile/8053/6556

Kannisto, K. A., Koivunen, M. H., & Valimaki, M. A. (2014). Utilização de lembretes de mensagens de texto por telemóvel nos serviços de saúde: Uma revisão narrativa da literatura.

Journal of Medical Internet Research, *16*(10).

http://dx.doi.org/10.2196/jmir.3442

Karagol, H. I., Bakirtas, A., Yilmaz, O., Topal, E., Arga, M., Demirsoy, M., & Turktas, I. (2015). Acompanhamento a longo prazo de reações de re-sting em crianças com hipersensibilidade moderada a grave ao veneno. *European Journal of Pediatrics*, *174*(7), 891-896. http://dx.doi.org/10.1007/s00431-014-2478-0

Keller, G. L., Padala, P. R., & Petty, F. (2008). Pérolas clínicas para gerir cibercondríacos. *The Primary Care Companion to the Journal of Clinical Psiquiatria*, *10*(1), 75-76. Obtido de https://www.ncbi.nlm.nih.gov/pmc/articles/PMC2249823/

Kim, J., & Kim, S. (2009). Physicians' perception of the effects of internet health information on the doctor-patient relationship. *Informatics for Health and Social Care*, *34*(3), 136-148. http://dx.doi.org/10.1080/17538150903102422

Kinsella, E. A. (2006). Hermenêutica e hermenêutica crítica: Explorando possibilidades dentro da arte da interpretação. *Fórum: Investigação Social Qualitativa*, *7*(3). Obtido em http://nbn-resolving.de/urn:nbn:de:0114-fqs0603190

Ko, B. S., Kim, W. Y., Ryoo, S. M., Ahn, S., Sohn, C. H., Seo, D., ... Kim, T. (2015). Reações bifásicas em pacientes com anafilaxia tratados com corticosteroides. *Annals of Allergy, Asthma, & Immunology*, *115*(4), 312-316. http://dx.doi.org/10.1016/j.anai.2015.07.015

Koh, H. E., Brach, C., Harris, L. M., & Parchman, M. L. (2013). A proposta de um "modelo de cuidados de saúde literários" constituiria uma abordagem sistémica para melhorar o envolvimento dos doentes nos cuidados. *Health Affairs*, *32*(2), 357-367. http://dx.doi.org/10.1377/hlthaff.2012.1205

Koschel, D. S., Schmies, M., Weber, C. N., Hoffken, G., & Balck, F. (2014). O desafio tolerado de picada em pacientes em imunoterapia com veneno de Hymenoptera melhora a qualidade de vida relacionada à saúde. *Journal of Investigational Allergology and Clinical Immunology*, *24*(4), 226-230. Recuperado de https://www.ncbi.nlm.nih.gov/pubmed/25219104

Landau-North, M., Johnson, S. M., & Dalgleish, T. L. (2011). Terapia de casal com foco emocional e dependência. Em J. L. Furrow, S. M. Johnson, & B. A. Bradley (Eds.), *The emotionally focused casebook: New diretions in treating couples* (2nd ed., pp. 193-217). Nova York, NY: Routledge.

Leedy, P. D., & Ormrod, J. E. (2015). *Investigação prática: Planeamento e conceção* (11th ed.). Harlow, Inglaterra: Pearson Education Limited.

Leonardi, P. M., Huysman, M., & Steinfield, C. (2013). Mídias sociais empresariais: Definição, histórico e perspectivas para o estudo das tecnologias sociais nas organizações. *Journal of Computer-Mediated Communication*, *19*(1), 1-19. http://dx.doi.org/10.1111/jcc4.12029

Lieberman, P., Camargo, C. A., Bohlke, K., Jick, H., Miller, R. L., Sheikh, A., & Simons, F. E. (2006). Epidemiologia da anafilaxia: Conclusões do Grupo de Trabalho sobre Epidemiologia da Anafilaxia do Colégio Americano de

Alergia, Asma e Imunologia. *Annals of Allergy, Asthma, & Immunology, 97*(5), 596-602. http://dx.doi.org/10.1016/S1081-1206(10)61086-1

Lieberman, P. L. (2014). Reconhecimento e tratamento de primeira linha da anafilaxia. *The American Journal of Medicine, 127*(1), S6-S11. http://dx.doi.org/10.1016/j.amjmed.2013.09.008

Livsey, A. (2017, 30 de agosto). Flotilhas de formigas-de-fogo acrescentam uma nova camada de horror ao correio

O caos das cheias do Harvey. *The Guardian*. Recuperado de https://www.theguardian.com/environment/2017/aug/30/flotillas-of-fire-ants- add-new-layer-of-horror-to-post-harvey-flood-havoc

Lopez, F. G., & Brennan, K. A. (2000). Dynamic processes underlying adult attachment organization: Toward an attachment theoretical perspective on the healthy and effective self. *Journal of Counseling Psychology, 47*, 283300. http://dx.doi.org/10.1037/0022-0167.47.3.283

Ludman, S. W., & Boyle, R. J. (2015). Alergia a insetos urticantes: Perspectivas atuais sobre imunoterapia com veneno. *Journal of Asthma and Allergy, 8*, 75-86. http://dx.doi.org/10.2147/JAA.S62288

Lugo-Fagundo, C., Johnson, M. B., Thomas, R. B., Johnson, P. T., & Fishman, E. K. (2016). Novas fronteiras na educação: Facebook como um veículo para a entrega de informações médicas. *Journal of the American College of Radiology, 13*(3), 316-319.

Lutwak, N. (2017). Commentary: Reflexões sobre a cibercondria - Um novo desafio para os prestadores de cuidados de saúde. *The Internet Journal of*

Allied Health Sciences and Practice, 15(3), 1-2. Recuperado de http://nsuworks.nova.edu/cgi/viewcontent.cgi?article=1720&context=ijah sp

Machi, L. A., & McEvoy, B. T. (2009). *A revisão da literatura: Seis passos para o sucesso.* Thousand Oaks, CA: Corwin.

Manassis, K. (2012). Gerir a ansiedade relacionada com a anafilaxia na infância: A revisão sistemática. *Journal of Allergy (Cairo), 2012.* http://dx.doi.org/10.1155/2012/316296

Mandell, D., Curtis, R., Gold, M., & Hardie, S. (2005). Anaphylaxis: How do you live with it? *Health & Social Work, 30*(4), 325-335. Retrieved from https://www.mendeley.com/viewer/?fileId=53b8e9c7-88cc-5f6b-504e-646de9124016&documentId=dd5ac2ac-a485-33cd-b7a9-7cdfdeff0872

Marcella, A., Tania, M., Melanie, C., Davis, L. M., & Luz, F. (2013). Telefones móveis: Fontes potenciais de exposição a níquel e cobalto para pacientes alérgicos a metais. *Pediatric Allergy, Immunology, and Pulmonology, 26*(4), 181-186. http://dx.doi.org/10.1089/ped.2013.0280

Matron, P. K., Timms, V., & Fitzsimons, R. (2016). Identificar e gerir a alergia ao veneno de Hymenoptera. *Nursing Standard, 30*(39), 44-51. http://dx.doi.org/10.7748/ns.30.39.44.s44

Maunder, R. G., & Hunter, J. J. (2001). Apego e medicina psicossomática:

Developmental contributions to stress and disease. *Psychosomatic Medicine*, *63*(4), 556-567. Obtido de http://www.academia.edu/download/44139376/Attachment_and_Psychos om atic_Medicine_De20160327-6834-18k6a20.pdf

Maunder, R. G., & Hunter, J. J. (2008). Relações de apego como determinantes para a saúde física. *O Jornal da Academia Americana de Psicanálise e Psiquiatria Dinâmica*, *36*, 11-32. http://dx.doi.org/10.1521/jaap.2008.36.1.11

Mbuagbaw, L., Thabane, L., Ongolo-Zogo, P., Lester, R. T., Mills, E. J., Smieja, M., ... Kouanfack, C. (2012). O ensaio CAMPS (Cameroon mobile phone SMS): Um ensaio aleatório de mensagens de texto versus cuidados habituais para a adesão à terapia antirretroviral. *PLOS One*, *7*(12), 1-7. http://dx.doi.org/10.1371/journal.pone.0046909

McElroy, E., & Shevlin, M. (2014). O desenvolvimento e a validação inicial da escala de gravidade da cibercondria (CSS). *Journal of Anxiety Disorders*, *28*(2), 259-265. http://dx.doi.org/10.1016/j.janxdis.2013.12.007

McManus, F., Leung, C., Muse, K., & Williams, M. G. (2014). Understanding 'cyberchondria': An interpretive phenomenological analysis of the purpose, methods and impact of seeking health information online for those with health anxiety. *The Cognitive Behaviour Therapist*, *7*. http://dx.doi.org/10.1017/S1754470X14000270

McManus, F., Muse, K., Surawy, C., Hackmann, A., & Williams, J. M. (2015). Relacionando-se de forma diferente com imagens intrusivas: O impacto da terapia cognitiva baseada em mindfulness (MBCT) em imagens intrusivas em pacientes com ansiedade grave de saúde (hipocondríase). *Mindfulness*, *6*(4), 788-796. Retirado de http://eprints.worc.ac.uk/3325/1/request.pdf

Merchant, R., Tuffli, M., Barrett, M., Hogg, C., & Van Sickle, D. (2017). Resultados provisórios do impacto de uma intervenção digital de saúde na utilização de cuidados de saúde para a asma. *Journal of Allergy and Clinical Immunology*, *139*(2), AB250. http://dx.doi.org/10.1016/j.jaci.2016.12.805

Mikulciner, M. (1998). Estilo de vinculação do adulto e regulação dos afectos: Strategic variations in self-appraisals. *Journal of Personality and Social Psychology*, *75*(2), 420-435. Retirado de https://www.ncbi.nlm.nih.gov/pubmed/9731317

Mohammed, S., Glennerster, R., & Khan, A. J. (2016). Impacto do sistema diário de lembretes de medicação por SMS nos resultados do tratamento da tuberculose: A randomized controlled trial. *PLOS ONE*, *11*(11). http://dx.doi.org/10.1371/journal.pone.0162944

Moorhead, S. A., Hazlett, D. E., Harrison, L., Carroll, J. K., Irwin, A., & Hoving, C. (2013). Uma nova dimensão dos cuidados de saúde: Revisão sistemática dos usos, benefícios e limitações das mídias sociais para comunicações de saúde. *Journal of Medical Internet Research, 15*(4). http://dx.doi.org/10.2196/jmir.1933

Mueller, U. R. (1992). Alergia a picadas de insectos: Quadro clínico, diagnóstico e

tratamento. *The New England Journal of Medicine, 326*(23), 1575. http://dx.doi.org/10.1056/NEJM199206043262324

Muglia, C., Wolff, A. H., & Weinstein, M. E. (2017). Taxa de acompanhamento com alergia / imunologia e manutenção de prescrições ativas de epinefrina em pacientes com anafilaxia ao veneno. *Journal of Allergy and Clinical Immunology, 139*(2), AB55. http://dx.doi.org/10.1016/j.jaci.2016.12.133

Muraro, A., Roberts, G., Worm, M., Bilo, M. B., Brockow, K., Rivas, M. F., ... & Sheikh, A. (2014). Anafilaxia: Diretrizes da Academia Europeia de Alergia e Imunologia Clínica. *European Journal of Allergy and Clinical Immunology, 69*, 1026-1045. http://dx.doi.org/10.1111/all.12437

Musea, K., McManusa, F., Leunga, C., Meghrebliana, B., & Williams, M. G. (2012). Cyberchondriasis: Facto ou ficção? Um exame preliminar da relação entre a ansiedade de saúde e a procura de informações de saúde na Internet. *Journal of Anxiety Disorders, 26*, 189-196. http://dx.doi.org/10.1016/j.janxdis.2011.11.005

Nannapaneni, N., Stockford, B., Seth, D., Poowuttikul, P., Secord, E., & Pansare, M. (2016). Utilização de uma triagem pré-injeção em pacientes com imunoterapia com alérgenos. *Annals of Allergy Asthma, & Immunology, 117*(5), S17. http://dx.doi.org/10.1016/j.anai.2016.09.413

Nguyen, A., Poole, J., Kakkar, E., & Engler, D. (2016). Correlação entre anafilaxia e deficiência de vitamina D em pacientes submetidos a imunoterapia acelerada. *Annals of Allergy, Asthma, & Immunology, 117*(5), S17. http://dx.doi.org/10.1016/j.anai.2016.09.413

Nicholls, W., Hulbert-Williams, N., & Bramwell, R. (2014). O papel da relação de apego no ajustamento psicológico ao cancro em pacientes e cuidadores: A systematic review of the literature. *Psycho-Oncology, 23*(10), 1083-1095. http://dx.doi.org/10.1002/pon.3664

Nickson, C. P., & Cadogan, M. D. (2014). Educação médica de acesso aberto gratuito (FOAM) para o médico de emergência. *Emergency Medicine Australasia, 26*(1), 76-83. http://dx.doi.org/10.1111/1742-6723.12191

Niedoszytko, M., Majkowicz, M., Chetminska, M., Buss, T., Gruchata-Niedoszytko, M., & Jassem, E. (2012). Qualidade de vida, ansiedade, depressão e satisfação com a vida em pacientes tratados com imunoterapia com veneno de inseto. *Avanços em Dermatologia e Alergologia, 29*(2), 74-79. Obtido em https://search-proquest-com.proxy1.calsouthern.edu/docview/1237141786?pq-origsite=gscholar

Nowak, N., Bazan-Socha, S., Pulka, G., Petka, K., & Latra, P. (2015). Avaliação da qualidade de vida em indivíduos com histórico de reação anafilática grave ao veneno de Hymenoptera. *Pneumonologia i Alergologia Polska [Avanços*

em Medicina Respiratória], *83*(5), 352-358.

http://dx.doi.org/10.5603/PiAP.2015.0057

Nwaru, B. I., & Sheikh, A. (2015). Anafilaxia em adolescentes: Um potencial quadro de gestão tripartido. *Opinião Atual em Alergia e Imunologia Clínica*, *15*(4), 344-349. http://dx.doi.org/10.1097/ACI.0000000000000176

Odeny, T. A., Bailey, R. C., Bukusi, E. A., Simoni, J. M., Tapia, K. A., Yuhas, K., ... McClelland, R. S. (2012). Mensagens de texto para melhorar a participação em consultas clínicas pós-operatórias após a circuncisão masculina em adultos para a prevenção do VIH: Um ensaio aleatório controlado. *PLOS One*, *7*(9), 1-7. http://dx.doi.org/10.1371/journal.pone.0043832

Ollendick, T. H., Ost, L. G., Ryan, S. M., Capriola, N. N., & Reuterskiold, L. (2017). Crenças de dano e expectativas de enfrentamento em jovens com fobias específicas. *Pesquisa e terapia do comportamento*, *91*, 51-57. http://dx.doi.org/10.1016/j.brat.2017.01.007

Onwuegbuzie, A. J., Leech, N. L., & Collins, K. M. (2012). Técnicas de análise qualitativa para a revisão da literatura. *The Qualitative Report*, *17*(56), 128. Recuperado de http://nsuworks.nova.edu/cgi/viewcontent.cgi?article=1754&context=tqr

Osterberg, L., & Blaschke, T. (2005). Adherence to medication. *New England Journal of Medicine*, *353*, 487-497. http://dx.doi.org/10.1056/NEJMra050100

Ozaki, A., Yokota, T., Nomura, S., Tsubokura, M., Leppold, C., Tanimoto, T., ... & Ohira, H. (2017). Trabalho de descontaminação e aumento a longo prazo das visitas hospitalares para picadas de Hymenoptera após o desastre nuclear de Fukushima. *Disaster Medicine and Public Health Preparedness*, *11*(5), 545-551. http://dx.doi.org/10.1017/dmp.2016.194

Paek, I. (2009). Conhecimento dos médicos e auto-perceção da administração correta da EpiPen. *The Journal of Allergy and Clinical Immunology*, *123*(2), S46. http://dx.doi.org/10.1016/j.jaci.2008.12.145

Paetzold, R. L., Rholes, W. S., & Kohn, J. L. (2015). Apego desorganizado na idade adulta: Teoria, medição e implicações para relacionamentos românticos. *Revisão de Psicologia Geral*, *19*(2), 146-156. http://dx.doi.org/10.1037/gpr0000042

Paolocci, G., Folletti, I., Toren, K., Muzi, G., & Murgia, N. (2014). Alergia ao veneno de Hymenoptera: Incapacidade para o trabalho e impacto ocupacional da imunoterapia com veneno. *BMJ Open*, *4*, 1-6. http://dx.doi.org/10.1136/bmjopen-2014-

005593

Patel, S. S., & Ledford, D. K. (2016). Insectos assassinos: Quem está em risco de anafilaxia por picadas de insetos? *Current Treatment Options in Allergy*, *3*(3), 235-242. http://dx.doi.org/10.1007/s40521-016-0086-0

Patel, S. J., Patel, S. N., Sy, C., Siracusa, M. C., & Wolff, A. H. (2017). O transporte de um inalador de resgate está correlacionado com um melhor controle da asma. *Journal of Allergy and Clinical Immunology*, *139*(2),

AB55.

http://dx.doi.org/10.1016/j.jaci.2016.12.131

Peng, M. M., & Hershel, J. (2004). A population-based study of the incidence, cause, and severity of anaphylaxis in the United Kingdom (Um estudo populacional da incidência, causa e gravidade da anafilaxia no Reino Unido). *Archives of Internal Medicine*, *164*(3), 317-319. http://dx.doi.org/10.1001/archinte.164.3.317

Perry, C., Riege, A., & Brown, L. (1999). Realism's role among scientific paradigms in marketing research (O papel do realismo entre os paradigmas científicos na investigação de marketing). *Irish Marketing Review*, *12*(2), 16-23. Recuperado de http://arrow.dit.ie/jouimriss/15

Pietromonaco, P. R., Uchino, B., & Dunkel Schetter, C. (2013). Processos de relacionamento próximo e saúde: Implicações da teoria do apego para a saúde e a doença. *Psicologia da Saúde*, *32*(5), 499-513. http://dx.doi.org/10.1037/a0029349

Post, M. W. (2014). Definições de qualidade de vida: O que aconteceu e como fazer seguir em frente. *Topics in Spinal Cord Injury Rehabilitation*, *20*(3), 167-180. http://dx.doi.org/10.1310/sci2003-167

Reiber, R., Wolf, H., Schnitker, J., & Wustenberg, E. (2017). Tolerabilidade de uma preparação de imunoterapia subcutânea imunologicamente aprimorada em pacientes tratados com imunoterapia alérgica concomitante: Um estudo observacional não interventivo. *Drugs- Real World Outcomes*, *4*(1), 6574. http://dx.doi.org/10.1007/s40801-016-0103-4

Reisman, R. E. (1994). Picadas de insectos. *New England Journal of Medicine*, *331*, 523527. http://dx.doi.org/10.1056/NEJM199408253310808

Rennis, L., McNamara, G., Seidel, E., & Shneyderman, Y. (2015). Google it! Utilização da Internet por estudantes de faculdades comunitárias urbanas para obter informações sobre cuidados pessoais e de saúde. *College Student Journal*, *49*(3), 414-426. Recuperado de http://web.b.ebscohost.com.proxy1.calsouthern.edu/ehost/pdfviewer/pdfvi ew er?vid=1&sid=0a9c339a-1235-4475-a53f-1a414d8b2020%40sessionmgr101

Reyes-Velasco, J., Card, D. C., Andrew, A. L., Shaney, K. J., Adams, R. H., Schield, D. R., ... & Castoe, T. A. (2015). A expressão de homólogos de genes de veneno em diversos tecidos de python sugere um novo modelo para a evolução do veneno de cobra. *Molecular Biology and Evolution*, *32*(1), 173-183. http://dx.doi.org/ https://doi.org/10.1093/molbev/msu294

Rubrichi, S., Battistotti, A., & Quaglini, S. (2014). Envolvimento dos pacientes na avaliação da qualidade dos serviços de saúde eletrónica: Um sistema para a interpretação automática do feedback dos pacientes baseado em SMS. *Journal of Biomedical Informatics*, *51*, 4148. http://dx.doi.org/10.1016/j.jbi.2014.03.003

Rucf'f, F., & Przybilla, B. (2014). Desafio da picada: Indicações e execução. *Europe PMC, 65*(9), 796-801. http://dx.doi.org/ 10.1007/s00105-014-2779-2

Salkovskis, P. M. (1991). A importância do comportamento na manutenção da ansiedade e do pânico: A cognitive account. *Behavioural and Cognitive Psychotherapy, 19*(1), 6-19. http://dx.doi.org/10.1017/S0141347300011472

Sallis, J. F., Owen, N., & Fisher, E. B. (2015). Modelos ecológicos de comportamento de saúde. Em *Health behavior: Theory, research, and practice* (5ª ed., pp. 465-485). São Francisco: Jossey-Bass.

Schimmenti, A., & Bifulco, A. (2015). Ligando a falta de cuidados na infância aos transtornos de ansiedade na idade adulta emergente: The role of attachment styles. *Saúde Mental da Criança e do Adolescente, 20*(1), 41-48. http://dx.doi.org/10.1111/camh.12051

Simon, M. K., & Goes, J. (2013). *Dissertação e investigação académica: Receitas para sucesso*. Seattle, WA: Dissertation Success.

Simons, F. E., Ebisawa, M., Sanchez-Borges, M., Thong, B. Y., Worm, M., Tanno, L. K., ... Sheikh, A. (2015). Atualização de 2015 da base de evidências: Diretrizes de anafilaxia da Organização Mundial de Alergia. *World Allergy Organization Journal, 8*(32), 1-17.

http://dx.doi.org/10.1186/s40413-015-0080-1

Sin, B. A., Oztuna, D., Gelincik, A., Gurlek, F., Baysan, A., Sin, A. Z., & Mısırlıgil, A. (2016). Qualidade de vida na alergia a venenos de insetos: Validação da versão turca do "Vespid Allergy Quality of Life Questionnaire" (VQLQ-T). *SpringerPlus*, *5*(1), 583-593. http://dx.doi.org/10.1186/s40064- 016-2246-x

Smith, R., Menon, J., Rajeev, J. G., Feinberg, L., Kumar, R. K., & Banerjee, A. (2015). Potencial para a utilização de mHealth na gestão de doenças cardiovasculares em Kerala: Um estudo qualitativo. *BMJ Open*, *5*(11), 1-9.

http://dx.doi.org/10.1136/bmjopen-2015-009367

Solley, G. O., Vanderwoude, C., & Knight, G. K. (2002). Anafilaxia devido a picada de formiga-de-fogo importada vermelha. *The Medical Journal of Australia*, *176*, 521-523. Recuperado de https://www.researchgate.net/publication/11309525

Song, T. T., Worm, M., & Lieberman, P. (2014). Tratamento de anafilaxia: Atual

barreiras à utilização de auto-injectores de adrenalina. *Jornal Europeu de Alergia e*

Clinical Immunology, *69*, 983-991. http://dx.doi.org/10.1111/all.12387

Starcevic, V., & Berle, D. (2014). Cyberchondria: Rumo a uma melhor compreensão

da utilização excessiva da Internet relacionada com a saúde. *Revisão de Especialistas em Neuroterapêutica*,

13(2), 205-213. http://dx.doi.org/10.1586/ern.12.162

Stineman, M. G., Ross, R. N., Maislin, G., & Gray, D. (2007). Estudo de base populacional sobre as caraterísticas de acessibilidade das casas e as actividades da vida diária: Clinical and policy implications. *Disability and Rehabilitation*, *29*(15), 1165-1175. http://dx.doi.org/10.1080/09638280600976145

Stineman, M. G., & Streim, J. E. (2011). O paradigma biopsico-ecológico: Uma teoria fundamental para a medicina. *PubMed Central*, *2*(11), 1035-1045. http://dx.doi.org/10.1016/j.pmrj.2010.06.013

Sturm, G. J., Kranzelbinder, B., Schuster, C., Sturm, E. M., Bokanovic, D., Vollmann, J., ... & Aberer, W. (2014). A sensibilização ao veneno de Hymenoptera é comum, mas as reações sistêmicas de picada são raras. *Journal of Allergy and Clinical Immunology*, *133*(6), 1635-1643. http://dx.doi.org/10.1016/j.jaci.2013.10.046

Subrahmanyam, B. V. (2014). Cyberchondria. *Narayana Medical Journal*, *3*(1), 33-35. Recuperado de http://www.scopemed.org/?mno=163897

Tanno, L. K., Calderon, M. A., Smith, H. E., Sanchez-Borges, M., Sheikh, A., & Demoly, P. (2016). Disseminação de definições e conceitos de alergia e condições de hipersensibilidade. *Jornal da Organização Mundial de Alergia*, *9*(24), 1-9. http://dx.doi.org/10.1186/s40413-016-0115-2

Taylor-Rodgers, E., & Batterham, P. J. (2014). Avaliação de uma intervenção de psicoeducação online para promover a ajuda à saúde mental buscando atitudes e intenções entre jovens adultos: Randomized controlled trial. *Journal of Affective Disorders*, *168*, 65-71. http://dx.doi.org/10.1016/j.jad.2014.06.047

Poel, F., Baumgartner, S. E., Hartmann, T., & Tanis, M. (2016). O curioso caso da cibercondria: A longitudinal study on the reciprocal relationship between health anxiety and online health information seeking. *Journal of Anxiety Disorders*, *43*, 32-40. http://dx.doi.org/10.1016/j.janxdis.2016.07.009

Thakkar, J., Kurup, R., Laba, T. L., Santo, K., Thia-galingam, A., Rodgers, A., ... & Chow, C. K. (2016). Mensagens de texto por telefone móvel para adesão à medicação em doenças crónicas. *JAMA Internal Medicine*, *176*(3), 340-349.

Turillazzi, S., & Turillazzi, F. (2017). Mudanças climáticas e alergia ao veneno de Hymenoptera: Existem algumas conexões? *Opinião Atual em Alergia e Imunologia Clínica*, *17*(5), 344-349. http://dx.doi.org/10.1097/ACI.0000000000000388

Tuzun, A., Kalemci, B., & Murat, H. G. (2015). Entomologia cultural. *Turkish Journal of Scientific Reviews*, *8*(2), 30-32. Obtido em https://www.researchgate.net/profile/Ayla_Tuezuen/publication/305950871_ Cultural_Entomology/links/57a72cdf08aee07544c03512.pdf

Vaismoradi, M., Turunen, H., & Bondas, T. (2013). Análise de conteúdo e análise temática: Implicações para a realização de um estudo descritivo qualitativo. *Enfermagem e Ciências da Saúde*, *15*, 398-405. http://dx.doi.org/10.1111/nhs.12048

Valliappan, S., Singh, A., Barwa, J., Harish, D., & Kumar, A. (2017). Morte anafilática devido a múltiplas picadas de abelha - um relato de caso. *Jornal da Academia Indiana de Medicina Legal*, *39*(2), 212-216. http://dx.doi.org/10.5958/0974- 0848.2017.00042.2

Vergeire-Dalmacion, G., Castillo-Carandang, N. T., Juban, N. R., Amarillo, M. L., Tagle, M. P., & Baja, E. S. (2015). Notificação baseada em texto de reações adversas a medicamentos para garantir a segurança do paciente: Um estudo de viabilidade. *JMIR Saúde Pública e Vigilância*, *1*(2), 1-8. Obtido em https://www.ncbi.nlm.nih.gov/pmc/articles/PMC4869238/pdf/publichealth_v 1i2e12.pdf

Verschueren, K., & Marcoen, A. (1999). Representação do eu e competência socioemocional em crianças do jardim de infância: Differential and combined effects of attachment to mother and to father. *Child Development*, *70*, 183-201. http://dx.doi.org/10.1111/1467-8624.00014

Vervloet, M., van Dijk, L., Santen-Reestman, J., van Vlijmen, B., van Wingerden, P., Bouvy, M. L., & de Bakker, D. H. (2012). Os lembretes por SMS melhoram a adesão à medicação oral em pacientes com diabetes tipo 2 que são monitorizados eletronicamente em tempo real. *International Journal of Medical Informatics*, *81*(9), 594-604. http://dx.doi.org/10.1016/j.ijmedinf.2012.05.005

Voss, J. D., Kugblenu, R., Salter, K., Johnson, L., & Reeves, W. K. (2016). Série de casos de 23 mortes por picadas de Hymenoptera entre as populações da Força Aérea dos Estados Unidos. *Journal of Hymenoptera Research*, *48*, 95-99.

http://dx.doi.org/10.3897/JHR.48.7905

Wagner, S., Luskin, A., Bukstein, D., Kaliner, M., Gupta, S., Edwards, M., & Smale, P. (2009). Adesão à medicação auto-relatada em pacientes com alergias nasais: A desconexão entre a prática clínica e os comportamentos dos pacientes. *The Journal of Allergy and Clinical Immunology*, *123*(2), S46. http://dx.doi.org/10.1016/j.jaci.2008.12.144

Wang, K., Wang, C., Xi, L., Zhang, Y., Ouyang, Y., Lou, H., & Zhang, W. (2014). Um ensaio clínico randomizado para avaliar a adesão ao tratamento da rinite alérgica após um serviço diário de mensagens curtas (SMS) via telefone celular. *International Archives of Allergy and Immunology*, *163*, 51-58. http://dx.doi.org/10.1159/000356317

White, R. W., & Horvitz, E. (2009a). Cyberchondria: Estudos sobre a escalada de preocupações médicas na pesquisa na Web. *ACM Transactions on Information Systems (TOIS)*, *27*(4), 1-37. http://dx.doi.org/10.1145/1629096.1629101

White, R. W., & Horvitz, E. (2009b). Experiências com a pesquisa na Web sobre preocupações médicas e autodiagnóstico. *Arquivo das Actas do Simpósio Anual da AMIA*, *2009*, 696-700. Recuperado de https://www.ncbi.nlm.nih.gov/pmc/articles/PMC2815378/

Yin, R. K. (2014). *Investigação de estudo de caso: Design and methods* (5th ed.). Los Angeles, CA: Sage.

Zallman, L., Bearse, A., West, C., Bor, D., & McCormick, D. (2016). Paciente preferências e acesso a mensagens de texto para lembretes de cuidados de saúde num contexto de rede de segurança. *Informatics for Health and Social Care, 42*(1), 32-42. http://dx.doi.org/10.3109/17538157.2015.1113177

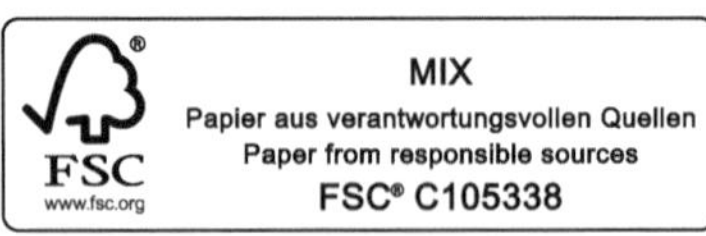

Printed by Books on Demand GmbH, Norderstedt / Germany